Rainer Wohlfarth & Daniela Schneider

Psychoedukatives Training zur Verbesserung der Selbsthilfefähigkeiten von Menschen mit Epilepsie

Materialie Nr. 38

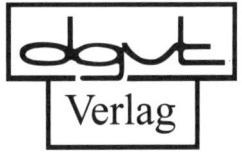

Deutsche Gesellschaft für Verhaltenstherapie e.V.
Tübingen
1999

Dipl.-Psych Rainer Wohlfarth
Daniela Schneider
Epilepsiezentrum Kork
Klinik für Erwachsene
Landstraße 1
77694 Kork

Die Deutsche Bibliothek - CIP-Einheitsaufnahme

Wohlfarth, Rainer:
Psychoedukatives Training zur Verbesserung der Selbsthilfefähigkeiten von Menschen mit Epilepsie / Rainer Wohlfarth & Daniela Schneider. Deutsche Gesellschaft für Verhaltenstherapie e.V., Tübingen. - Tübingen : Dgvt-Verl., 1999
  (Materialie / Deutsche Gesellschaft für Verhaltenstherapie e. V., Tübingen : Nr. 38)
  ISBN 3-87159-338-9

© 1999 dgvt-Verlag Tübingen
Hechingerstraße 203
72072 Tübingen

Satz: Iris Belz, Reutlingen
Druck: druckhaus köthen, Köthen

ISBN 3-87159-338-9

Inhaltsverzeichnis

Vorwort 8

TEIL I: Praktische Grundlagen

1. Einleitung 10
2. Epilepsie: Medizinische Grundlagen und psychosoziale Auswirkungen 11
    Medizinische Grundlagen 11
    Psychosoziale Auswirkungen von Epilepsien 13
3. Übergeordnete Ziele 14
    Ziele, die das Programm nicht verfolgt 14
4. Basisprinzipien des Trainings 15
    „psycho" 15
    „edukativ" 15
5. Grundorientierung des Trainings 16
6. Aufbau des Trainings 18
7. Ablauf der einzelnen Sitzungen 19
    Rückblick auf die vergangene Sitzung 20
    Ziele der Sitzung 20
    Hausaufgaben 20
    Erarbeitungsteil 20
    Informationsteil 21
8. Zielgruppe – Zusammensetzung der Gruppen 22
9. Kontraindikationen 23
10. Zeitablauf der Sitzungen 23
11. Therapeutinnen/Therapeuten, Trainerinnen/Trainer 24
    Verhaltenstherapeutische Voraussetzungen 24
    Erfahrungen mit Epilepsien 24

TEIL II: Durchführung des Trainings

SITZUNG 1: Einführung 25
1. Hintergrundinformationen 25
2. Ziele 26
3. Inhalte 26
4. Materialien 26
5. Ablauf 27
    I. Begrüßung der Tn/Kl 27
    II. Ziele der heutigen Sitzung 27
    III. Kennenlernen der Teilnehmer/Klienten 27
    IV. Einführung in das Kompetenztraining 28
    V. Basismodell 29
    VI. Gruppenregeln besprechen 30
    VII. Hausaufgabe und Ausblick auf die folgende Sitzung 31

SITZUNG 2: Krankheitsbewältigung I ... 37
1. Hintergrundinformationen ... 37
2. Ziele ... 38
3. Inhalte ... 38
4. Materialien ... 38
5. Ablauf ... 38
    I. Wiederholung der vergangenen Sitzung und Ziele der heutigen Sitzung ... 38
    II. Krankheitsbewältigung ... 39
    III. (Lebens-)Energie ... 41
    IV. Eigene Ressourcen (Fähigkeiten und Fertigkeiten) ... 42
    VI. Hausaufgabe und Ausblick auf die folgende Sitzung ... 43
    VII. Mögliche Variationen ... 43

SITZUNG 3: Krankheitsbewältigung II: Selbsthilfe ... 51
1. Hintergrundinformationen ... 51
2. Ziele ... 52
3. Inhalte ... 52
4. Materialien ... 52
5. Ablauf ... 52
    I. Wiederholung der vergangenen Sitzung und Ziele der heutigen Sitzung ... 52
    II. Psychosoziale Selbsthilfe ... 53
    III. Umsetzung in den Alltag ... 53
    IV. Hausaufgaben und Ausblick auf die folgende Sitzung ... 56
    V. Variation ... 56

SITZUNG 4: Krankheitsbewältigung – Soziales Netz ... 63
1. Hintergrundinformationen ... 63
2. Ziele ... 64
3. Inhalte ... 64
4. Materialien ... 64
5. Ablauf ... 65
    I. Wiederholung der vergangenen Sitzung und Ziele der heutigen Sitzung ... 65
    II. Soziales Netzwerk ... 65
    III. Arten sozialer Unterstützung ... 66
    IV. Selbsthilfe zur sozialen Unterstützung ... 68
    V. Selbsthilfe ... 69
    VI. Hausaufgabe ... 70
    VII. Ausblick auf die folgende Sitzung ... 70

SITZUNG 5: Soziale Kompetenz I ... 75
1. Hintergrundinformationen ... 75
2. Ziele ... 76
3. Inhalte ... 76
4. Materialien ... 76

5. Ablauf 77
    I.   Ziele der heutigen Sitzung 77
    II. Gründe für eine Aufklärung 77
    III. Das Aufklärungsgespräch 78
    IV. Ausblick auf die folgende Sitzung und Hausaufgabe 83

SITZUNG 6: Soziale Kompetenz II 86
1. Hintergrundinformationen 86
2. Ziele 87
3. Inhalte 87
4. Materialien 87
5. Ablauf 87
    I.   Wiederholung der vergangenen Sitzung und Ziele der heutigen Sitzung 87
    II. Hausaufgabenbesprechung 88
    III. Was ist selbstsicheres Verhalten 88
    IV. Gedankliche Vorbereitung auf ein Aufklärungsgespräch 88
    V. Ausblick auf die folgende Sitzung und Hausaufgabe 90
    VI. Variationen 90

SITZUNG 7: Soziale Kompetenz III 96
1. Hintergrundinformationen 96
2. Ziele 97
3. Inhalte 97
4. Materialien 97
5. Ablauf 97
    I.   Wiederholung der vergangenen Sitzung und Ziele der heutigen Sitzung 97
    II. Hausaufgabenbesprechung 97
    III. Erarbeitung eines „Drehbuches" 98
    IV. Ausblick auf die folgende Sitzung und Hausaufgabe 98
    V. Variationen 98

SITZUNG 8: Soziale Kompetenz IV 101
1. Hintergrundinformationen 101
2. Ziele 102
3. Inhalte 102
4. Materialien 102
5. Ablauf 102
    I.   Wiederholung der vergangenen Sitzung und Ziele der heutigen Sitzung 102
    II. Hausaufgabenbesprechung 103
    III. Möglichkeiten der Kontaktaufnahme 103
    IV. Kontakt aufnehmen: Wie geht das? 104
    V. Ausblick auf die nächste Sitzung und Hausaufgabe 105

SITZUNG 9: Soziale Kompetenz V 111
1. Hintergrundinformationen 111
2. Ziele 111
3. Inhalte 111
4. Materialien 111
5. Ablauf 111
   I. Wiederholung der vergangenen Sitzung und Ziele der heutigen Sitzung 111
   II. Hausaufgabenbesprechung 112
   III. Üben in Rollenspielen 112
   IV. Ausblick auf die nächste Sitzung 112

SITZUNG 10: Abschlußsitzung 113
1. Hintergrundinformationen 113
2. Ziele 113
3. Inhalte 113
4. Materialien 113
5. Ablauf 114
   I. Ziele der heutigen Sitzung 114
   II. Rückblick 114
   III. Bekanntmachen mit Informationsmaterialien 114
   IV. Variationen 115

Gedanken zum Leben 119

TEIL III: Anhang „Ich erkläre meine Krankheit"

1. Warum aufklären? 120
2. Darüber reden 120
   2.1 Zum ersten „W": WEM erzähle ich von der Epilepsie? 121
   2.2 Zum zweiten „W": „WAS erzähle ich über meine Erkrankung? 122
   2.3 Zum dritten „W": WANN spreche ich über meine Erkrankung? 125
   2.4 Zum vierten W: „WO" treffen Sie Ihren Gesprächspartner? 126

TEIL IV: Literaturverzeichnis 127

„At present, there is no consistent approach dealing with psychosocial problems in epilepsy. Educational and skills training programs are employed and some comprehensive epilepsy programs, with varying degrees of success. Comprehensive epilepsy program professionals tend to deal with psychosocial problems of their clients on a case-by-case basis. Lacking is a program based on an integrated model of the genesis of psychosocial problems in epilepsy."

Gehlert, 1994

„Wenn ihr etwas tun wollt, so geht und tut es. Wenn ihr der Epilepsie eine Chance gebt euch daran zu hindern, so wird sie es auch. Sie kann euch jedoch nicht im Wege stehen, wenn ihr es nicht zuläßt. Epilepsie ist keine Entschuldigung dafür euch nicht aufzumachen und eure Träume zu verwirklichen."

Marion Clignet – Silbermedaillengewinnerin bei den Olympischen Spielen 1996. Sie wurde aus dem US-Team wegen eines epileptischen Anfalls ausgeschlossen und startet nun für Frankreich

Vorwort

Epilepsie ist eine Erkrankung, die oft zu vielfältigen psychischen und sozialen Problemen führt. Trotzdem ist bislang ein Desinteresse an psychotherapeutischen Interventionen festzustellen. Während in den letzten Jahren Trainingsmanuale für verschiedenste Erkrankungen entwickelt wurden (Fiedler, 1995, 1996), liegen nur wenige strukturierte Therapie- bzw. Informationsprogramme für Epilepsie vor (Ried, Göcke, Specht et al., 1998; Strehl, 1998).

Das Desinteresse gründet unter anderem auf der Vorstellung, daß Menschen mit Epilepsie organisch begründete Persönlichkeitszüge oder Wesensveränderungen aufweisen, die von außen nur in geringem Maße veränderbar seien. Die sozialen Probleme werden als direkte Folge der Anfälle und der organisch begründeten Veränderungen betrachtet. Diese Vorstellung führt zu der Annahme, daß es einer psychologischen Intervention nicht bedürfe, da alleine durch eine suffiziente medikamentöse Therapie die psychischen und sozialen Probleme deutlich vermindert werden könnten.

Zusätzlich etablierte sich seit Beginn der 90er Jahre die Epilepsiechirurgie als Behandlungsmethode. Die faszinierende Vorstellung, Patienten durch die Entfernung von Gehirngewebe ursächlich heilen zu können, hat die gesamte Forschung in der Epileptologie wesentlich bestimmt. Psychosoziale Aspekte wurden in den Hintergrund gedrängt.

Heute zeigt sich, weder ist die Vorstellung einer epileptischen Persönlichkeit oder Wesensänderung gerechtfertigt, noch können durch eine reine medikamentöse oder epilepsiechirurgische Therapie die psychischen und sozialen Probleme gelöst werden.

Das vorliegende Therapiemanual soll mit dazu beitragen, die psychosoziale Betreuung aus ihrem Schattendasein herauszuholen. Wir wollen so die unseres Erachtens große Bedeutung psychosozialer Betreuung in der Therapie von Menschen mit Epilepsie betonen.

Therapeutische Arbeit mit Patienten mit Epilepsien muß unseres Erachtens multidisziplinäre Arbeit sein, denn nur so können die vielfältigen Beziehungen somatischer, psychischer und sozialer Probleme in allen Lebensbereichen berücksichtigt werden.

Ganz herzlich wollen wir uns bei unseren leitenden Ärzten, Herrn Dr. med. V. Blankenhorn und Herrn Dr. med. G. Reinshagen bedanken, die eine interdisziplinäre Arbeitsweise unterstützen und fördern. Sie haben uns den fachlichen Raum gegeben, dieses Programm zu entwickeln.

Das Programm enthält wahrscheinlich in allen Kapitel Ideen, bei denen wir nicht mehr genau sagen können, ob wir sie uns irgendwann angelesen, in der Ausbildungssituation angeeignet oder in Diskussionen vermittelt bekommen haben. Ganz besonders unsere Kollegen, Herr Dipl.-Psych. Jost Freytag und Herr Dipl.-Psych. Josef Saar, mit denen wir häufig über das Programm diskutiert haben, dürfen sich hier angesprochen fühlen bzw. wiederfinden. Sie haben uns viele Anregungen und Hinweise gegeben und auch das Programm in vielen Gruppen durchgeführt.

Herr Dr. med. Franz Brunnhuber hat sich die Mühe gemacht, das Programm aus ärztlicher Sicht heraus zu lesen. Seine konstruktiven Anregungen haben viel zum Feinschliff beigetragen.

Unser ganz besonderer Dank gilt unseren Stationsteams, von denen wir viel über Epilepsien und die Zusammenarbeit in einer Gruppe lernen konnten.

Unsere Praktikantinnen Hilke Ehmler, Dietlind Harrisch, Christiana Nitschke, Anna Oswald und Bärbel Schöppner haben mit dem Fehlerteufel gekämpft und mit ihren kritischen Fragen, uns oft zum Nachdenken angeregt.

Herrn Prof. Arnold Stark sei herzlich für seine kritischen Anmerkungen zu einer früheren Version dieses Trainingsmanuals gedankt.

Natürlich wollen wir unsere vielen Patienten nicht vergessen, die, bereitwillig und gutgelaunt, die Gruppen mitgestalteten. Ohne ihre Anregungen, ihre manchmal auch heftige Kritik, ihr Wissen und ihre Erfahrung wäre dieses Programm niemals entstanden. Wir haben viel von ihnen gelernt, denn: Therapie ist immer auch gemeinsames Lernen.

Nicht zuletzt danken wir unseren Lebenspartnern für ihre Unterstützung und Geduld:

Bei Bettina: In ihrer fröhlichen Art hat sie mich – wenn nötig – wieder auf den Boden der Alltagsrealität zurückgeholt. Trotz häufiger Drohungen hat sie auch um Mitternacht nie den Netzstecker aus meinem Computer gezogen.

Bei Phillipp: Durch seine vielen Fragen hat er zu Diskussionen angeregt und so zu manch neuer Sichtweise beigetragen. Trotz unserer kurzen gemeinsamen Wochenenden fand ich genügend Zeit und Freiraum für meine Vorbereitungen.

Kork, im Herbst 1998

Daniela Schneider &
Rainer Wohlfarth

Wir haben uns entschieden, folgende Abkürzungen für die weibliche oder männliche Form zu verwenden: Th/Tr meint Therapeutinnen/Therapeuten bzw. Trainerinnen/Trainer und Tn/Kl meint Teilnehmerinnen/Teilnehmer und Klientinnen/Klienten.

Wir sprechen heute von Menschen mit Epilepsie. Der Begriff „Epileptiker" wird nicht mehr verwendet.

TEIL I: Praktische Grundlagen

1. Einleitung

Dieses Programm ist ein psychoedukatives Gruppenprogramm für erwachsene Menschen mit Epilepsie. Neben der medizinischen Information, die einen großen und wichtigen Stellenwert besitzt, stellt psychosoziale Selbsthilfe in der Behandlung von Menschen mit Epilepsie einen weiteren Eckpfeiler dar. Bei Epilepsie ist ein „bio-psycho-sozialer" Behandlungsansatz notwendig, der die Patienten als aktive Partner miteinbezieht.

Die Therapie der Epilepsie in der Epilepsieklinik für Erwachsene des Epilepsiezentrums Kork basiert daher auf drei Säulen: der medizinischen, der psychologischen und der sozialen Therapie und Beratung (Wohlfarth, 1998a).

Psychosoziale Selbsthilfe meint, Menschen mit Epilepsie bei ihrem Streben nach Selbstbestimmung, Eigenverantwortung und Selbständigkeit zu unterstützen. Innerhalb der psychosozialen Selbsthilfe werden Möglichkeiten aufgezeigt, zum eigenen Wohlbefinden und der eigenen Gesundheit aktiv beizutragen. Unser Ansatz bevorzugt eine aktive Rolle der Betroffenen bei der Gestaltung ihres eigenen Lebensschicksals. Psychosoziale Selbsthilfe unterstützt so die aktive Bewältigung eines Lebens mit Epilepsie.

Nach vielen „unstrukturierten" Gesprächsgruppen, die uns manchmal an den Rand der Verzweiflung brachten, und einem erfolglosen Ausflug in eine kognitiv orientierte Therapie entschlossen wir uns, ein „psycho-edukatives" Programm zu erarbeiten (Wohlfarth, 1997, 1998b).

Wir veröffentlichen dieses Programm in einem „experimentellen" Stadium. Experimentell im Sinne einer fehlenden differenzierten Evaluation und der ausführlichen Erprobung bei unterschiedlichen Patientengruppen (ambulante Patienten, Jugendliche, neu diagnostizierte Patienten) in unterschiedlichen therapeutischen Settings.

Wir haben uns dennoch aus zwei Gründen zur Veröffentlichung entschlossen:

Erstens, um Kolleginnen und Kollegen den Einsatz dieses Programms – in modifizierter Form vielleicht auch bei Patienten mit anderen chronischen körperlichen Erkrankungen – zu ermöglichen. Wir würden es sehr begrüßen, wenn dadurch ein intensiver Erfahrungsaustausch ermöglicht würde, der die psychotherapeutische Betreuung unserer Patienten verbessert.

Zweitens, da wir immer wieder Anrufe von niedergelassenen Kolleginnen und Kollegen erhalten, die uns (verzweifelt) fragen, wie sie mit Menschen mit Epilepsie psychotherapeutisch arbeiten können. Oft steckt hinter dieser Frage die Vorstellung, Menschen mit Epilepsie seien nicht psychotherapeutisch behandelbar. Dabei geistern noch Vorurteile über die epileptische Wesensänderung oder ähnliches durch die Köpfe. Das Programm kann hier Hilfestellung geben, denn es eignet sich unseres Erachtens auch sehr gut als Struktur für eine Einzeltherapie.

2. Epilepsie: Medizinische Grundlagen und psychosoziale Auswirkungen

Medizinische Grundlagen

Epilepsien gehören mit einer Prävalenzrate von 0,5-0,8 % zu den häufigsten neurologischen Erkrankungen. Die jährliche Zahl der Neuerkrankungen (Inzidenz) wird auf durchschnittlich 30-50 pro 100 000 Menschen geschätzt. Zweidrittel der Epilepsien treten in den ersten beiden Lebensjahrzehnten auf. Danach findet sich eine Abnahme. Jenseits des 60. Lebensjahres kommt es wieder zu einem Ansteigen der Inzidenz.

Epileptische Anfälle sind Störungen des Gehirns aufgrund kurzdauernder vermehrter Entladungen von Nervenzellen. Es gibt viele Formen epileptischer Anfälle. Manche sehen bedrohlich aus, andere sind so kurzdauernd und harmlos, daß sie von außen gar nicht erkannt werden können. Beim einzelnen betroffenen Menschen variiert die Anfallssymptomatik in der Regel nur geringfügig. Man unterscheidet als Hauptgruppen im Jugendlichen- und Erwachsenenalter fokale und generalisierte Anfälle (siehe Tabelle 1).

Von einer Epilepsie spricht man, wenn zwei oder mehr Anfälle unprovoziert aufgetreten sind. Anfälle im Rahmen einer akuten Erkrankung werden dagegen als Gelegenheitsanfälle bezeichnet. Die Ursachen von epileptischen Anfällen bleiben sehr häufig – trotz des medizinischen Fortschritts und sorgfältiger Untersuchungen – unbekannt. Aus ätiologischer und pathophysiologischer Sicht werden Epilepsien nach komplexen Syndromen unterteilt, die bereits Hinweise auf die Prognosebeurteilung erlauben. Unterschieden werden idiopathische von symptomatischen und kryptogenen, wobei bei letzteren eine symptomatische Ursache zu vermuten, aber nicht zu beweisen ist.

Bei idiopathischen Epilepsien läßt sich kein pathologischer Befund nachweisen. Es liegt jedoch eine Altersbindung bzw. eine familiäre Disposition vor. Läßt sich eine Ursache nachweisen, wird von symptomatischen Epilepsien gesprochen. Ursache kann jede Gehirnstörung sein, die zu dauerhaften funktionellen oder morphologischen Veränderungen führt (Enzephalopathien, Mißbildungen, Hirntumore, Hirntraumen o.ä.).

Epilepsien werden in der Regel medikamentös behandelt. Die Behandlung erfolgt im wesentlichen als Monotherapie mit einer Substanz, die für das jeweilige Epilepsiesyndrom als Medikament der ersten Wahl gilt. Anfallsfreiheit wird bei etwa 60 - 80 % aller Patienten erreicht. Die Prognose ist abhängig vom jeweiligen Epilepsiesyndrom. Sie ist für idiopathische Epilepsien besser als für symptomatische.

Eine operative Entfernung des Ursprungsortes der Anfälle (= Fokus) kommt bei medikamentös therapieresistenten fokalen Epilepsien in Betracht. Ein epilepsiechirurgischer Eingriff ist unter Berücksichtigung der Lokalisation des Fokus sowie des Einsatzes moderner bildgebender Verfahren und EEG-Monitoring-Techniken sehr erfolgreich. Bei Patienten mit Temporallappenanfällen kann in 60-80 % Anfallsfreiheit erreicht werden.

Tabelle 1: Verkürzte Form der Klassifikation epileptischer Anfälle (nach Specht & Thorbecke, 1998)

Anfallsart	Definition und Symptomatik (typische Beispiele)
Fokale Anfälle	**Anfälle mit klinischen oder elektroenzephalographischen Hinweisen auf einen Anfallsbeginn in einer Region**
Einfach-fokale Anfälle (ein einfach-fokaler Anfall mit ausschließlich subjektiver Symptomatik wird auch als Aura bezeichnet)	fokale Anfälle ohne Bewußtseinsstörung • motorisch: Kloni, tonisches Haltungsmuster o.ä. • psychisch: Angstgefühl, Zwangsgedanken o.ä. • vegetativ: epigastrisches Unwohlsein, Hitzegefühl o.ä. • sensibel: Kribbelparästhesien o.ä. • sensorisch: Geschmacks- / visuelle Halluzinationen o.ä.
Komplex-fokale Anfälle	Fokale Anfälle mit Bewußtseinsstörung • psychomotorische Symptomatik (orale Automatismen, Wischen, Reiben o.ä. • tonisches Haltungsmuster • „hypermotorische" Symptomatik (heftige ausfahrende, oft hysterisch anmutende Körperbewegungen o.ä.) • absenceartig
Einfach-/komplex-fokale Anfälle mit sekundärer Generalisierung	Fokale Anfälle, die in generalisierte tonisch-klonische (Grand mal) Anfälle übergehen
Generalisierte Anfälle (Auswahl)	**Anfälle, bei denen die ersten klinischen oder elektroenzephalographischen Anfallszeichen eine Einbeziehung beider Hemisphären schon zu Anfallsbeginn anzeigen**
Absencen	Anfälle mit plötzlich einsetzender und endender Bewußtseinspause von 5-30 Sekunden Dauer, ohne Sturz oder konvulsive Symptome. Fakultativ leichte bilaterale rhythmische Muskelzuckungen im Gesicht.
Myoklonische Anfälle	Anfälle mit einschießenden kurzdauernden Zuckungen meist der Arme, einzeln oder in kurzen Salven, meist bei Bewußtsein
Generalisierte tonisch-klonische Anfälle (Grand mal)	Plötzlicher Bewußtseinsverlust, dann generalisierte tonische Muskelanspannung, gefolgt von Kloni, die an Frequenz abnehmen und an Amplitude zunehmen. Fakultativ Zyanose, Zungenbiß oder Einnässen. Dauer 1-2 Minuten, anschließend Bewußtlosigkeit von unterschiedlicher Dauer

In den letzten Jahren wird verstärkt die Anwendung von Selbstkontrollverfahren diskutiert. Darunter versteht man die Vermeidung von anfallsauslösenden Faktoren (Schlafmangel, Lichtblitze, Flackerlicht, Streß o.ä.) oder die Unterbrechung beginnender fokaler, meist aura-eingeleiteter Anfälle durch die Patienten selbst. Die Technik der Anfallsunterbrechung geht auf eine Verhaltenstheorie der Epilepsien zurück, die einen Anfall als komplexes Phänomen versteht, das durch respondentes wie operantes Konditionieren beeinflußt werden kann (Dahl, 1992b). Hierunter fallen auch Versuche, mittels Biofeedback eine instrumentelle Konditionierung des EEGs zu erreichen (Düchting-Röth, Reker & Wolf, 1992; Strehl, 1998)).

Psychosoziale Auswirkungen von Epilepsien

In früherer Zeit stand der umstrittene Begriff der „epileptischen Wesensänderung" im Zentrum des psychiatrischen Interesses. Neuere Studien zeigen jedoch, daß eine spezifische Wesensänderung bei Menschen mit Epilepsie nicht gegeben ist. Vielmehr bestehen vielfältige psychische und soziale Probleme, die sich ergänzen oder überlappen können (Herrmann, 1992; Thompson & Oxley, 1993; Thorbecke, 1994). Oft empfinden Patienten diese psychosozialen Schwierigkeiten gravierender als ihre Anfälle.

Die möglichen Ursachen der sozialen Probleme und psychischen Störungen sind vielschichtig. Mögliche Faktoren sind: somatische Veränderungen (morphologische und funktionelle Gehirnstörung u.ä), Unvorhersagbarkeit der Anfälle (Hilflosigkeit, Kontrollverlust u.ä.), medikamentöse Nebenwirkungen, Aspekte der Krankheitsverarbeitung (Attributionsstil, dysfunktionale Einstellungen, Selbstwert u.ä.), Reaktionen der Umwelt (Stigmatisierung, Overprotection u.ä.). Bei jedem einzelnen Betroffenen müssen diese Faktoren sorgfältig erfaßt und in ihrer Beziehung zueinander abgeklärt werden.

Tabelle 2: Psychische und soziale Probleme

Psychische Störungen (im engeren Sinne) (Diehl, 1992):
Depressivität (einschließlich erhöhter Suizidrate), Epilepsie-Psychosen, hirnorganische Persönlichkeitsstörungen, Angststörungen.
Neuropsychologische Störungen (Giordani, 1996):
Teilleistungsstörungen (z.B. Konzentration, Gedächtnis), allgemeine Minderbegabung, kognitive Effekte antiepileptischer Medikation (psychomotorische Verlangsamung u.ä.).
Probleme in der Krankheitsverarbeitung und des emotionalen Wohlbefindens:
Auseinandersetzung mit Stigmatisierung, niedriges Selbstwertgefühl, Passivität, geringe sozialer Kompetenz, Erleben von Abhängigkeit und Hilflosigkeit.
Soziale Probleme (Specht & Thorbecke, 1998):
Einschränkungen bei Ausbildung und im Arbeitsleben, Einschränkungen der Mobilität (v.a. Führerscheinerwerb) und der Selbständigkeit, Partnerwahl und Familiengründung, Hobby und Freizeitaktivitäten. Diese Restriktionen können durch die Art und Häufigkeit der Anfälle oder durch ein undifferenziertes Epilepsiebild der Umgebung oder des Betroffenen selbst bedingt sein.

3. Übergeordnete Ziele

Die folgenden übergeordneten Ziele im Rahmen psychosozialer Selbsthilfe erschienen uns für das Gruppenprogramm von Bedeutung. Die in den jeweiligen Sitzungen angestrebten Ziele sind dort genauer beschrieben.

Tabelle 3: Übergeordnete Ziele des Trainingsprogramms

	Krankheitsbewältigung
Wissen	• Eigene Ressourcen kennen • Bewältigungsstrategien kennen • Selbsthilfemöglichkeiten kennen
Können	• Eigene Ressourcen nützen können • Aktive Selbsthilfe • Soziale Unterstützung aufbauen können
Einstellung	• Bewertung der eigenen Fähigkeiten • Reflexion des Anspruchsniveaus • Bewertung des eigenen Selbstwertes • Bewertung der eigenen Selbsthilfemöglichkeiten
	Soziale Kompetenz
Wissen	• Unterschied zwischen aggressivem, unsicherem und sozial kompetentem Verhalten kennen • Aufklärungsgespräche: Inhalte und Methoden kennen • Wie setze ich mein Recht durch? • Wie baue ich Beziehungen auf?
Können	• Aufklärungsgespräche führen können • Sich sozial kompetent verhalten können • in den Bereichen „Beziehungen aufbauen" und „Recht durchsetzen"
Einstellung	• Anspruchsniveau bewerten • Katastrophengedanken hinterfragen

Ziele, die das Programm nicht verfolgt

Das Programm beinhaltet keine Therapie von Anfällen im Sinne eines Anfallsunterbrechungs- bzw. Selbstkontrolltrainings (Dahl, 1992a; Heinen, 1998; Schmidt-Schönbein, 1998; Ried, Göcke, Specht et al., 1998; Reker, 1997; Strehl, 1998) oder ausgeprägter psychischer Störungen (z.B. Depressionen, Angststörungen, Persönlichkeitsstörungen).

Es ist nicht als medizinisches Schulungsprogramm ausgerichtet wie etwa das „Modulare Schulungsprogramm Epilepsie – MOSES" (Ried, Goecke, Specht et al., 1998). Das vorliegende Programm läßt sich allerdings sehr gut mit den genannten Trainings- bzw. Schulungsprogrammen verbinden und ergänzt diese.

4. Basisprinzipien des Trainings

Dem „psycho-edukativen" Training liegen einige Basisprinzipien zugrunde, die sich an Elemente aus anderen verhaltensorientierten Programmen anlehnen (Wagner-Link, 1995).

■ „psycho"

Die Betroffenen sollen dafür sensibilisiert werden, daß die Erkrankung nicht nur ein medizinisches Problem darstellt, sondern auch vielfältige psychische und soziale Probleme mit sich bringt. Es soll deutlich gemacht werden, daß durch Epilepsie genauso das Fühlen, Denken und Handeln beeinflußt wird. Grundgedanke ist, daß förderliche Einstellungen zur Erkrankung, zum eigenen Leben und zu eigenen Lebenszielen eine entscheidende Bedeutung für eine erfolgreiche Krankheitsbewältigung haben (= *Denken*). Die TeilnehmerInnen/KlientInnen (ab jezt abgekürzt: Tn/Kl) sollen erfahren, daß ihr Fühlen, Denken und Handeln viele Ressourcen beinhaltet, die es „nur" zu entdecken gilt.

■ „edukativ"

Mit einer chronischen Erkrankung leben, erfordert vielfältige Anpassungsleistungen. Die Betroffenen müssen u.a. gegen Benachteiligungen angehen; versuchen, ihre Rechte durchzusetzen; mit sich ändernden Familienstrukturen zurechtkommen; ihre Arbeitsplätze erhalten oder neue finden; Sozialkontakte aufbauen und erhalten. Häufig stehen den Betroffenen die dazu notwendigen Fähigkeiten nicht zur Verfügung. Hier muß ein vielschichtiges soziales Lernen einsetzen. So kann es den Betroffenen gelingen, mit ihrer chronischen Erkrankung in ihrer eigenen Umwelt so gut wie möglich selbstbestimmt und selbständig zu leben. Es soll „Hilfe zur Selbsthilfe" gegeben werden (Empowerment). Hierzu muß Information vermittelt (= *Wissen*) und Handlungskompetenz erweitert (= *Können*) werden.

5. Grundorientierung des Trainings

Aus den Basisprinzipien ergeben sich folgende Grundorientierungen (Fiedler, 1996):

- ressourcenorientiert
- konstruktiv
- verhaltensnah
- praktisch relevant
- effektiv

Ressourcenorientiert meint, daß die Fähigkeiten der Tn/Kl im Vordergrund stehen. Menschen mit Epilepsie sind tagtäglich mit ihren Einschränkungen und Defiziten konfrontiert. Das Training will den Tn/Kl dagegen bewußt machen, welche Fähigkeiten und Fertigkeiten sie selbst besitzen, um mit ihrer Krankheit besser zurechtzukommen. Für uns sind nicht die „großen" Fähigkeiten wichtig, sondern alltägliche Fertigkeiten, die es zur Selbsthilfe einzusetzen gilt. Dies geschieht nach dem Motto: Motivieren durch die Reduktion von Demoralisierung und Resignation (Frank, 1985; Kanfer, Reinecker & Schmelzer, 1996)

Den Tn/Kl wird die Möglichkeit gegeben unter „beschützten Verhältnissen" neues Verhalten zu erproben. Dabei werden die Tn/Kl **konstruktiv** unterstützt, d.h. es wird konstruktiv gezeigt, wie sie mit ihrem derzeitigen Können ihre Fertigkeiten ausbauen können. Die Wahrnehmung der Tn/Kl wird auf kleine Schritte zur Problemlösung gelenkt *(konstruktives Feedback)* und positives Verhalten wird verstärkt *(positives Feedback)*.

Soziales Lernen ist besonders dann effektiv, wenn es **verhaltensnah** geschieht. Gruppentherapien bieten vielfältige Gelegenheiten, Handlungsmöglichkeiten auszuprobieren und in ihren Konsequenzen angstfrei zu erfahren. Dadurch wird der Transfer in den Alltag wahrscheinlicher. Wissen alleine genügt nach unserer Erfahrung nicht. Vielmehr müssen die Tn/Kl dieses Wissen auch in Verhalten umsetzen können.

Die Übungen sind **praktisch relevant** angelegt. Wir haben Patienten befragt, welche Themen für sie besonders wichtig und im Alltag nützlich sind. Die Abbildung 1 zeigt die prozentualen Antworten. Die Angaben belegen, daß neben Informationen über Epilepsie soziale Aspekte im Vordergrund stehen und Aspekte der Krankheitsbewältigung erst in zweiter Linie für die Patienten wichtig erscheinen.

Abbildung 1: *Themenwünsche der Teilnehmer an psychologischen Gruppen*

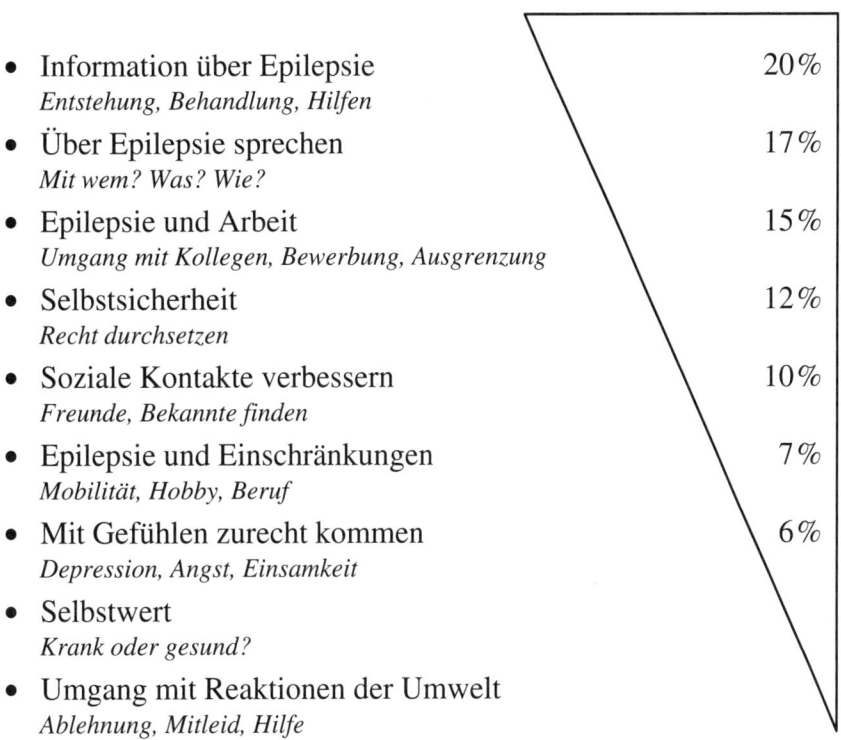

- Information über Epilepsie — 20%
  Entstehung, Behandlung, Hilfen
- Über Epilepsie sprechen — 17%
  Mit wem? Was? Wie?
- Epilepsie und Arbeit — 15%
  Umgang mit Kollegen, Bewerbung, Ausgrenzung
- Selbstsicherheit — 12%
  Recht durchsetzen
- Soziale Kontakte verbessern — 10%
  Freunde, Bekannte finden
- Epilepsie und Einschränkungen — 7%
  Mobilität, Hobby, Beruf
- Mit Gefühlen zurecht kommen — 6%
  Depression, Angst, Einsamkeit
- Selbstwert
  Krank oder gesund?
- Umgang mit Reaktionen der Umwelt
  Ablehnung, Mitleid, Hilfe

Befragt wurden 54 Teilnehmer. Mehrfache Antworten waren möglich.
Es wurden insgesamt 179 Themenvorschläge gemacht

Effektiv sollte das Training sein. Leider wissen wir das von unserem noch nicht genau. Eine differenzierte Evaluation steht noch aus. Erste Befragungen der Tn/Kl sofort nach Abschluß des Trainings mittels Feedback-Fragebogen zeigen sehr ermutigende, positive Ergebnisse (Wohlfarth, 1998b). Ebenso weisen Verhaltensbeobachtungen im Klinikalltag insbesondere auf eine verbesserte soziale Kompetenz hin.

Die Grundorientierung des Trainings wird ergänzt durch die sechs Grundregeln des Selbstmanagement-Vorgehens (Kanfer, Reinecker & Schmelzer, 1996).

Tabelle 4: *Grundregeln des Selbstmanagement-Vorgehens*

- Verhaltensorientiert denken („think behavior")
- Lösungsorientiert denken („think solution")
- Positiv denken („think positive")
- In kleinen Schritten denken („think small steps")
- Flexibel denken („think flexible")
- Zukunftsorientiert denken („think future")

Diese Regeln haben sich als didaktisches Hilfsmittel in unseren Gruppen sehr gut bewährt.

6. Aufbau des Trainings

Das Training besteht aus zehn Sitzungen zu je neunzig Minuten. Die Abfolge der Sitzungen ist in Tabelle 5 dargestellt. Während die Sitzungen 1 bis 4 sehr strukturiert ablaufen, ist in den verhaltensorientierten, mehr übenden Sitzungen 5 bis 9 mehr Freiraum für die Wünsche und Interessen der Tn/Kl, v.a. hinsichtlich der Rollenspielsituationen.

Die durchgängige Struktur der Sitzungen soll sowohl den Tn/Kl als auch den Tr/Th den Umgang mit den Inhalten erleichtern, Durchsichtigkeit im Vorgehen schaffen und den psychoedukativen Charakter unterstützen.

Versuche, Sitzungen weniger strukturiert durchzuführen, d.h. den Tn/Kl viel Freiraum für Diskussionen und Erfahrungsaustausch zu geben, drohten leicht in ein allgemeines Jammern oder Beklagen der persönlichen Situation abzugleiten. Diese Erfahrungen bestärkten uns in unserem strukturierten Vorgehen, bei dem genügend Möglichkeiten zur Anpassung an Themenwünsche und Bedürfnisse einzelner Tn/Kl verbleiben.

Das Training beinhaltet zusätzlich einen Teil „Entspannung", der hier nicht dargestellt wird. Alle Tn/Kl der Gruppe nehmen zusätzlich an einem Entspannungstraining nach Jacobson teil. Dieses umfaßt acht Sitzungen mit je sechzig Minuten.

In der Erprobungsphase ergab es sich, daß es günstig ist, die Abfolge der Sitzungen – zunächst „Krankheitsbewältigung" dann „Soziale Kompetenz" – beizubehalten. Das liegt vermutlich daran, daß es den Tn/Kl nach einer Phase des Kennenlernens leichter fällt, sich auf Verhaltensübungen (Rollenspiele) einzulassen.

Wichtig für eine Modifizierung des Trainings ist folgendes: Es müssen nicht alle Trainingsblöcke durchlaufen werden. Wir haben auch Gruppen durchgeführt, in denen nur Sitzung 1-3 durchgeführt wurde und dafür das Üben von selbstsicherem Verhalten mehr Raum einnahm. Die vorgestellte Anzahl der Sitzungen stellt unseres Erachtens das absolute Minimum dar. Die jeweilige Sitzungsdauer beträgt 90 bis 120 Minuten.

Tabelle 5: Abfolge der Sitzungen

Sitzung 1: Einführung	**Sitzung 6: Selbstsicherheit**
• Kennenlernen der Tn/Kl • Einführung in das Training	• Kriterien selbstsicheren Verhaltens kennen • Lösungsorientierte Selbstgespräche • Üben selbstsicheren Verhaltens
Sitzung 2: Krankheit bewältigen	**Sitzung 7: Soziale Kompetenz**
• Bedeutung von Krankheitsbewältigung kennen • Vorhandene Fähigkeiten kennen • Fähigkeiten nutzen lernen	• Sozial kompetentes Verhalten üben • „Recht" durchsetzen lernen
Sitzung 3: Psychosoziale Selbsthilfe	**Sitzung 8: Soziale Kontakte aufbauen**
• Bedeutung der Selbsthilfe verstehen • Eigene Selbsthilfefähigkeiten kennen • Selbsthilfefähigkeiten nutzen	• Gespräche führen können
Sitzung 4: Soziales Netz	**Sitzung 9: Training**
• Eigenes soziales Netzwerk kennen • Formen sozialer Unterstützung kennen • Das Netzwerk umgestalten können	• Üben, Üben, Üben
	Sitzung 10: Abschlußsitzung
Sitzung 5: Über Erkrankung sprechen	• Feedback • Transfer in den Alltag
• Vorbedingungen • Üben	

7. Ablauf der einzelnen Sitzungen

Der formale Ablauf der Sitzungen und deren formale Inhalte orientieren sich an einem Gruppentraining gegen psychosomatische Störungen, das von Franke (1991b) vorgestellt wurde. Es hat sich in verschiedenen Erprobungsphasen als äußerst praktikabel erwiesen. Im Unterschied zu dem genannten Programm wird allerdings eine deutlichere Trennung zwischen Erarbeitungsteilen (Übungen) und Informationsteilen vollzogen. Den Informationsteilen wird eine wesentlich größere Bedeutung zugemessen. Abgesehen von der ersten und letzten Sitzung beinhalten alle Gruppensitzungen ähnliche Inhalte.

Tabelle 6: Inhalte der einzelnen Sitzungen

> 1. Rückblick auf die vergangene Sitzung
> 2. Ziele der heutigen Sitzung
> 3. Erarbeitungsteile
> 4. Informationsteile

■ Rückblick auf die vergangene Sitzung

Aus unserer Sicht hat es sich bewährt, kurz die Inhalte der vergangenen Sitzung mit den Tn/Kl zu wiederholen, offene Fragen zu beantworten und Unklarheiten zu besprechen.

■ Ziele der Sitzung

Wir haben versucht, die Ziele der jeweiligen Sitzung in knapper Form zu formulieren. Das ermöglicht ein gezieltes Aufnehmen des Inhaltes der Sitzung und gibt Anhaltspunkte und Orientierungshilfen für die Durchführung. Diese Ziele werden auch den Tn/Kl anhand einer Wandzeitung mitgeteilt.

■ Hausaufgaben

Wir betonen die Wichtigkeit der Hausaufgaben. Sie dienen zur Vor- oder Nachbereitung der Sitzung. Auch schlagen wir den Tn/Kl vor, die weiterführenden Materialien oder Fragen in einer Kleingruppe – außerhalb der Sitzungen – zu diskutieren. Auf Sanktionen bei nicht erledigten Hausaufgaben wird selbstverständlich verzichtet. Durch die Besprechung der Hausaufgaben in jeder Sitzung wird deren Bedeutung klar. Zudem wird darauf hingewiesen, daß ohne Hausaufgabenbearbeitung der Effekt für den einzelnen sehr viel geringer ist.

Die Aufgaben für die folgende Sitzung sind festgelegt. Die vorbereiteten Erarbeitungsblätter bieten für die einzelnen Sitzungen bereits eine weitgehende Strukturierung an.

Die Fragenblätter dienen dagegen der Vertiefung des Gelernten. Sie können sowohl zur Überprüfung der Lernfortschritte, als auch für die Erfolgsrückmeldung und Motivierung herangezogen werden.

Hausaufgaben und Fragenblätter geben darüber hinaus wichtige Hinweise auf Schwierigkeiten und Probleme, welche die Patienten noch nicht bewältigen können.

■ Erarbeitungsteil

In den Erarbeitungsteilen wird Neues erprobt. An den Erarbeitungen der einzelnen Themen sollen sich alle Tn/Kl aktiv beteiligen. Einzelne Vorgehensschritte werden auf einer Wandzeitung für alle sichtbar gemacht. Die Erarbeitungsübungen beinhalten Thesen, Diskussionen, Mind Maps, Brainstorming, Verhaltensübungen. Ihr Bezug zum zugrundeliegenden Modell der Erkrankung wird von den TherapeutInnen/TrainerInnen (ab jetzt abgekürzt: Th/Tr) immer wieder deutlich gemacht.

Hier kurz einige Hinweise zu den von uns häufig verwendeten Mind Maps. Sie haben gegenüber den herkömmlichen Notizenstrukturen einige Vorteile: Die Hauptidee ist klar definiert. Die Art der Struktur erlaubt problemlos das Einfügen neuer Punkte. Die Strukturen eines Mind Maps sind interessanter und anschaulicher als Gliederungen (Greif, Finger, Jerusel, 1993).

Beispiele für Mind Maps sind jeweils angegeben. Der kreativen Ausgestaltung sind keine Grenzen gesetzt.

Das Thema wird in die Mitte geschrieben und ein Oval/Kreis darum gezogen. Für jeden Gedankenkomplex wird ein neuer Ast eröffnet. Für jede Vertiefung in einem Gedankenkomplex werden Zweige und Unterzweige eröffnet.

Ein Beispiel:

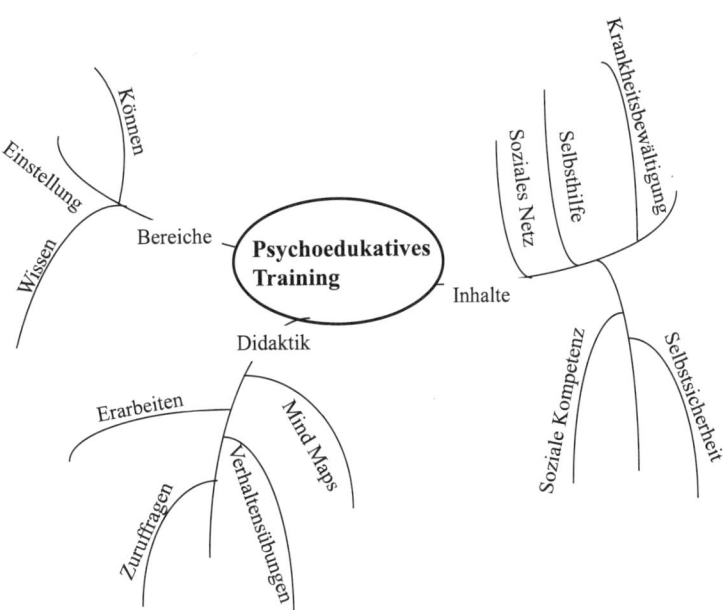

Informationsteil

Hier wird den Tn/Kl Wissen über verschiedene erarbeitete Themenbereiche in kompakter Form dargeboten. Dieses Wissen liegt zusätzlich in schriftlicher Form (Informationsblätter) vor. Die Tn/Kl sammeln die Informationsblätter in einer Tn/Kl-Mappe.

Es erscheint uns besonders wichtig, daß sich die Th/Tr bei der Vermittlung des Wissens um eine einfache Sprache, möglichst ohne Fachtermini, bemühen. Für das Training wichtige Fachtermini sollten ausführlich erklärt werden. Die Th/Tr sollten sich außerdem immer vergegenwärtigen, daß die Tn/Kl Zeit zum Nachdenken brauchen. Denkpausen müssen daher von den Th/Tr ausgehalten werden.

Die Inhalte der Informationen bzw. der Informationsblätter sind zum Teil direkte Transkripte von Wandzeitungen aus unseren Gruppen. Die manchmal etwas holprige Sprache bzw. Wiederholungen wurden beibehalten.

Für viele Informationsteile haben wir Inhalte vorformuliert. Im Text wurden diese kursiv gekennzeichnet. Das erschien uns als die anschaulichste Methode der Vermittlung. Selbstverständlich stellt dies nur einen Vorschlag dar. Th/Tr sollten möglichst ihre eigenen Worte finden. Erarbeiten die Tn/Kl wesentlich neue Inhalte, so haben wir diese den Tn/Kl als Informationsblätter in der folgenden Sitzung zusätzlich schriftlich ausgegeben. Um die Wissensvermittlung zu überprüfen, dürfen sich die Th/Tr nicht scheuen, Verständnisfragen zu stellen und Wissen abzufragen.

Über die Informationsblätter hinaus geben wir – soweit gewünscht – allgemeine Informationen rund um die Epilepsie (z.B. Führerscheinregelung, rechtliche Vorgaben bei der Arbeit, Umgang mit Einschränkungen) jeweils bei den entsprechenden Inhalten des Trainings.

8. Zielgruppe – Zusammensetzung der Gruppen

Unsere bisherigen Erfahrungen zeigen, daß die Gruppen nicht allzu heterogen bezüglich ihrer kognitiven Leistungen sein sollten. Die Gruppe ist explizit für kognitiv intakte Menschen mit Epilepsie entwickelt worden. Das Alter der Patienten in unseren bisher durchgeführten Gruppen betrug zwischen 18 und 60 Jahren. Abwandlungen für Jugendliche sind unseres Erachtens problemlos möglich.

Das Programm richtet sich speziell an Menschen mit Epilepsie, die noch arbeiten bzw. noch arbeitsfähig sind. Eine Gruppe sollte auf keinen Fall weniger als fünf Teilnehmer haben, da sonst die Gefahr besteht, daß die gesamte Gruppe funktionsunfähig wird, wenn der eine oder andere Tn/Kl nicht zu einer Sitzung kommen kann. Acht Tn/Kl sehen wir nach unseren Erfahrungen als Obergrenze für die Teilnehmerzahl an.

Bislang wurde das Training im Rahmen stationärer Behandlung durchgeführt. Die Gruppen setzten sich meist aus Patienten zusammen, die seit mehreren Jahren an Epilepsie erkrankt waren. Zusätzlich haben wir das Programm – in leicht modifizierter Form – bei Wochenendseminaren des Landesverbandes der Selbsthilfegruppen Baden-Württemberg eingesetzt. Hier nahmen Betroffene und Angehörige teil.

9. Kontraindikationen

Nach unseren Erfahrungen bestehen relative Kontraindikationen bei ausgeprägten neuropsychologischen Störungen. Die intellektuellen Fähigkeiten bilden eine gewisse Grenze, wenn etwa minimale Voraussetzungen von Konzentration, Belastbarkeit und Merkfähigkeit nicht gegeben sind. Absolute Kontraindikationen bestehen für psychische Ausnahmezustände wie akute Psychosen, schwere Depressionen usw. In einem solchen Fall ist u.U. eine psychiatrische Behandlung notwendig.

10. Zeitablauf der Sitzungen

Wir haben im folgenden bewußt keine Angaben über die Dauer der einzelnen Elemente der Sitzungen gemacht. Unsere Erfahrung zeigt, daß je nach Gruppenzusammensetzung die Dauer sehr unterschiedlich sein kann. Hier ist das Geschick und die Erfahrung der Th/Tr entscheidend, die einzelnen Elemente variabel zusammenzustellen und zu gewichten.

Uns ist eine strukturierte Diskussion, die von den Tn/Kl mit Engagement geführt wird, wichtiger als unser „Tagespensum". Bei Interessenskonflikten zwischen Programm und Tn/Kl wird das Programm an die Tn/Kl angepaßt und nicht umgekehrt. Dennoch wollen wir ausdrücklich davor warnen, Diskussionen in ein allgemeines Beklagen der eigenen Ausweglosigkeit, allgemeines Jammern oder ein gegenseitiges Bekräftigen der Hilflosigkeit abgleiten zu lassen.

Jede Gruppe hat ihre eigenen Lernwege und ihr eigenes Lerntempo, abhängig vom Vorwissen und dem persönlichen Hintergrund der Tn/Kl. Das Trainingsprogramm bietet deshalb einen strukturierten Rahmen, innerhalb dessen Vorgehensweise und Inhalte flexibel an die Tn/Kl angepaßt werden können.

11. Therapeutinnen/Therapeuten, Trainerinnen/Trainer

Nach unseren Erfahrungen mit Co-Therapeuten und Praktikanten im Umgang mit dem Programm erscheint es sinnvoll, einige Voraussetzungen von Th/Tr zu beschreiben, die unserer Meinung nach erforderlich sind, um das Training erfolgreich durchzuführen (vgl. Fiedler, 1996).

Verhaltenstherapeutische Voraussetzungen

Diese Voraussetzungen sind (vgl. Pieper-Räther, 1993):

- Erfahrungen mit Gruppentherapie
- verhaltenstherapeutische und/oder gesprächspsychotherapeutische Ausbildung
- Grundkenntnisse des Selbstmanagementansatzes
- die Fähigkeit und das Bedürfnis, in Therapiesitzungen eher aktiv zu sein und zu strukturieren, um eine Arbeitshaltung herstellen zu können.

Unsere Erfahrungen zeigen, daß bei Menschen mit chronisch verlaufenden Epilepsien eine ähnliche therapeutische Interaktion wie bei Patienten mit psychosomatischen Störungen sinnvoll ist. Deshalb empfehlen wir, sich die Anregungen von Franke (1991b, S. 18ff.) zu Herzen zu nehmen. Ähnliches gilt für die Grundregeln des Selbstmanagementansatzes (s.o.).

Erfahrungen mit Epilepsien

Den einzelnen Sitzungen werden knappe einführende Hintergrundinformationen vorangestellt. Wir verstehen diese kurze Darstellung als Rekapitulation, d.h. wir gehen davon aus, daß die mit dem Training arbeitenden Th/Tr Kenntnisse der therapeutischen Methoden, des Umgangs mit Epilepsiepatienten und der Epileptologie haben. Sollte dies nicht der Fall sein, so empfehlen wir dringend das Lesen von Originalliteratur (siehe Literaturhinweise der Hintergrundinformationen) und den Besuch entsprechender Fortbildungsveranstaltungen. Im Anhang ist zusätzlich eine Literaturliste angefügt.

Das Programm ist in der vorliegenden Form nicht dazu gedacht und nicht dazu geeignet, selbständig von Selbsthilfegruppen durchgeführt zu werden.

TEIL II: Durchführung des Trainings

Sitzung 1: Einführung

1. Hintergrundinformationen

Bereits zu Beginn des Trainingsprogramms werden wesentliche Akzente in bezug auf den Tr/Th-Stil und den Umgang der Tn/Kl miteinander gesetzt. Aus unserer Erfahrung haben sich dazu besonders folgende Vorgehensweisen bewährt: Zielorientierung (roter Faden) und freundlich-direktiv-strukturiertes Verhalten.

Die Einführungssitzung soll den Tn/Kl die wichtigsten Merkmale verdeutlichen: Transparenz, Offenheit, Praxisbezug, konstruktives Feedback. Ein wesentlicher Schwerpunkt des Trainingsprogramms ist es, den Tn/Kl zu vermitteln, daß Epilepsie eine Erkrankung ist, die den ganzen Menschen betrifft. Basierend auf der von der WHO herausgegebenen International Classification of Impairments, Disabilities and Handicaps (ICIDH; Matthesius, Jochheim, Barolin & Heinz, 1995) können die Folgen von Epilepsie dreidimensional als Symptomkomplex bestehend aus Schädigung, Beeinträchtigung und Benachteiligung beschrieben werden.

Das innerhalb des Trainings verwendete Modell ist inhaltlich deutlich modifiziert und stark vereinfacht. Es soll den Tn/Kl verdeutlichen, daß Epilepsie eine körperliche Erkrankung ist, bei der trotz Behandlung organische Veränderungen bestehen bleiben können, und daher die Bewältigung der psychosozialen Folgen in den Vordergrund tritt.

Literatur zur Vorbereitung:

Antonak, R.F. & Liveneh, H.A. (1992). A Review of Research on Psychosocial Adjustment to Impairment among Persons with Epilepsy. *Journal of Epilepsy, 5,* 194-205.

Devinsky, O. & Theodore, W.H. (1991). *Epilepsy and Behavior.* New York: Wiley-Liss.

Ried, S., Göcke, K., Specht, U. Thorbecke, R. & R. Wohlfahrt (1998). *Modulares Schulungsprogramm Epilepsie (MOSES)* (insbesondere Modul 3, 4, 6). Berlin: Blackwell.

Schachter, C. (1998). *Begegnungen mit Epilepsie.* Berlin: Blackwell-Wissenschaftsverlag.

Schneider, J.W. & Conrad, P. (1983). *Having Epilepsy: The Experience and Control of Illness.* Philadelphia: Temple University Press.

Thompson, P. & Oxley, J. (1993). Social Aspects of Epilepsy. In J. Laidlaw, A. Richens & D. Chodwick (Eds.), *A Textbook of Epilepsy* (pp. 661-704). Edinburgh: Churchill Livingstone.

Sitzung 1: Einführung

Thorbecke, R. (1994). Lebensqualität bei Menschen mit schwerer Epilepsie. *Epilepsie-Blätter, 7,* 3-12.

Wohlfarth, R. (1998). Der differenzierte Behinderungsbegriff der WHO als Rahmenkonzept für psychosoziale und verhaltenstherapeutische Interventionen bei chronischen Erkrankungen des ZNS. In: K. Stark (Hrsg.), *Chronische Erkrankungen des Zentralnervensystems. Krankheitsbewältigung – Rehabilitation – Therapie.* Tübingen: dgvt-Verlag.

2. Ziele

Die Tn/Kl sollen:

- Th/Tr und sich gegenseitig kennenlernen und vertraut machen
- über das Training informiert sein
- wesentliche Inhalte und Ziele des Trainings verstehen
- offene Fragen geklärt haben
- über organisatorische Abläufe des Trainings informiert sein

3. Inhalte

1. Begrüßung aller Tn/Kl
2. Ziele der heutigen Sitzung
3. Kennenlernen der Tn/Kl untereinander
4. Information über das Programm
5. Vorstellung des Basismodells
6. Besprechung der Gruppenregeln
7. Hausaufgabe und Ausblick auf die folgende Sitzung

4. Materialien

- Namensschilder (bewährt hat sich breites helles Abklebeband)
- Stifte, Edding-Stifte, Flip-Chart und Papier für Flip-Chart, Metaplankarten
- Basismodell als Wandzeitung
- Themen des Trainings als Wandzeitung
- Informationsblatt 1: „Übersicht über die vorgesehenen Themen"
- Informationsblatt 2: „Epilepsie als ganzheitliche Erkrankung" (Rahmenmodell) (2 Blätter)
- Informationsblatt 3: „Gruppenregeln"
- Erarbeitungsblatt 1: „Was kann ich gut?" (möglichst in grüner Farbe)

Sitzung 1: Einführung

5. Ablauf

I. Begrüßung der Tn/Kl

Die Sitzung wird von den Tr/Th eröffnet.

⇒ Stellen Sie sich den Tn/Kl vor: Name, berufliche Stellung, Ihre Gründe für die Durchführung des Trainings.

II. Ziele der heutigen Sitzung

⇒ Stellen Sie die Ziele der heutigen Sitzung dar.

Die Tn/Kl sollen:
- sich gegenseitig kennenlernen
- Informationen über das Training (Inhalte, Ziele, Ablauf) erhalten
- offene Fragen klären
- Basismodell für die Erkrankung Epilepsie kennen
- Regeln für die Zusammenarbeit in der Gruppe verstehen

⇒ Visualisieren Sie die Ziele auf einer Wandzeitung

III. Kennenlernen der Teilnehmer/Klienten

⇒ Erklären Sie den Tn/Kl die Vorstellungsrunde.

⇒ Visualisieren Sie die (Vorstellungs-)Punkte auf einer Wandzeitung.

⇒ Teilen Sie Flip-Chartpapier aus. Fordern Sie die Tn/Kl auf, ein Paarinterview zu den folgenden Punkten zu machen und die Ergebnisse stichpunktartig zu notieren:
- Name
- Wohnort
- Lebenssituation (Familienstand, Kinder, Wohnsituation)
- Beruf
- Hobbys
- Etwas für mich Kennzeichnendes (z.B. würde gerne Eishockey spielen; bin viel mit anderen Menschen zusammen)
- Was erhoffe ich mir von der Trainingsgruppe?

Zusätzlich sollen die Tn/Kl sich ein Namensschild anfertigen.

⇒ Beginnen Sie selbst mit der Vorstellungsrunde. Befestigen Sie Ihre Wandzeitung und erklären Sie kurz den Inhalt. Weisen Sie zudem auf Ihr Namensschild hin. Fordern Sie anschließend die Tn/Kl auf, sich auf die gleiche Weise vorzustellen.

> **SITZUNG 1: EINFÜHRUNG**

IV. Einführung in das Kompetenztraining

● *Informationsteil*

⇒ Erläutern Sie den Tn/Kl zunächst die Inhalte des Kompetenztrainings. Besprechen Sie dann mit den Tn/Kl die Basisorientierung des Trainings:

- *Das Kompetenztraining ist ein spezielles Angebot für interessierte Menschen mit Epilepsie.*
- *Es ist in zwei Bereiche unterteilt. Im ersten Teil wird es um Krankheitsbewältigung gehen, im zweiten Teil um Selbstbehauptung.*
- *Das Ziel des Trainings ist: Das Leben mit Epilepsie besser in den Griff zu bekommen und sich besser im Alltag behaupten zu können.*
- *Folgende Themen werden behandelt: Krankheitsbewältigung (Fähigkeiten und Fertigkeiten mit Epilepsie, negatives und positives Selbstbild, soziale Unterstützung, Selbsthilfemöglichkeiten), soziale Kompetenz (Selbstbehauptung, über Epilepsie sprechen, Forderungen durchsetzen lernen, Beziehungen aufbauen lernen).*

⇒ Visualisieren Sie die Themen des Kompetenztrainings auf einer Wandzeitung:

- *Viele Fähigkeiten müssen wir uns erarbeiten. Ähnlich einem Sportler, der trainieren muß, sollen die Fähigkeiten, mit der Erkrankung besser zurechtzukommen und sich selbst behaupten zu können, erarbeitet und trainiert werden.*
- *Zur Erarbeitung und zum Training ist Mitarbeit nötig. Es ist daher erforderlich, an allen Sitzungen teilzunehmen, da es nicht möglich ist, für einzelne wieder aufzugreifen, was in den versäumten Sitzungen passiert ist.*
- *Es gibt für jeden Teilbereich einen Informationsteil und einen Erarbeitungsteil. Der Informationsteil dient zur Weitergabe von Wissen der Tr/Th bzw. von Wissen anderer Betroffener. Im Erarbeitungsteil eignen sich die Tn/Kl selbst neue Fertigkeiten an. Zusätzlich wird jedes Thema vor- oder nachbereitet (Hausaufgaben, Fragenblätter). Das Training erfordert daher von jedem einzelnen viel Eigeninitiative.*
- *Es ist möglich, daß die Themen nicht in gleicher Weise für die einzelnen Tn/Kl wichtig sind. Jeder sollte sich jedoch mit allen Fragestellungen beschäftigen und sich überprüfen. Es ist für die Gruppe wichtig, von jedem einzelnen seine Erfahrungen und Vorschläge zu den angesprochenen Themen zu erfahren. Alle Tn/Kl sollten sich immer wieder einbringen, sich mit den vorgetragenen Schwierigkeiten beschäftigen und gemeinsam nach Lösungsmöglichkeiten suchen.*
- *Das Training führt nicht zur Heilung und bezweckt nicht die direkte Verminderung der Anfälle.*

SITZUNG 1: EINFÜHRUNG

- *Die Tr/Th verstehen ihre Arbeit so: Sie möchten Möglichkeiten der Veränderungen im Leben der Tn/Kl aufzeigen, die ihrer Meinung nach helfen, mit der Erkrankung besser zurechtzukommen. Der eigentliche Erfolg der Gruppe ist einzig und allein darin zu sehen, daß die Tn/Kl diese Hinweise daraufhin überprüfen, inwieweit sie ihnen ganz praktisch weiterhelfen. Je mehr die Tn/Kl bereit und in der Lage sind, das Risiko einzugehen, das mit dem Ausprobieren neuer Verhaltensweisen verbunden ist, desto mehr werden sie von der Gruppe profitieren. Die Tr/Th können sie zwar auf Schwierigkeiten und Probleme aufmerksam machen, bewältigen müssen die Tn/Kl sie jedoch allein. Dafür können sie dann aber richtig stolz darauf sein, was sie geschafft haben.*

- *Die Tn/Kl können selbst bestimmen, wie offen sie während des Trainings über sich selbst, ihre persönlichen Probleme, ihre Belastungen durch die Erkrankung und ihren Umgang mit ihrer Epilepsie sprechen wollen.*

● *Erarbeitungsteil*

⇒ Regen Sie die Tn/Kl an, eigene Vorschläge und Ergänzungen einzubringen. Hilfreiche Fragen hierzu sind:
- Welche Themen fehlen Ihrer Meinung nach?
- Was würden Sie noch gerne besprechen?
- Was müßte noch besprochen werden, um Ihre Erwartung zu erfüllen? (→ Wandzeitungen)
- Worüber hätten Sie gerne mehr Information?

⇒ Verweisen Sie bei medizinischen Informationen an den behandelnden Neurologen.

⇒ Geben Sie das Informationsblatt 1: „Übersicht über die vorgesehenen Themen" aus. Lassen Sie das Informationsblatt ggf. durch die Tn/Kl entsprechend den erarbeiteten Wünschen und Themen ergänzen.

V. Basismodell

⇒ Stellen Sie das Rahmenmodell für Epilepsie dar. Dieses Rahmenmodell dient dazu, ein grundsätzliches Verständnis der Tn/Kl für Ihre Erkrankung zu erreichen. Das Modell faßt Epilepsie als ganzheitliche Störung auf und erlaubt eine Einordnung der Themen des Trainings in eine ganzheitliche Behandlung.

Erläutern Sie das Modell und skizzieren Sie es dabei auf einer Wandzeitung:
- ***Epilepsie** kann als Erkrankung des ganzen Menschen verstanden werden. Daher wird die Erkrankung Epilepsie nach drei unterschiedlichen Aspekten differenziert:*

Sitzung 1: Einführung

1. Körperliche Ursache und Veränderung
2. Beeinträchtigung
3. Benachteiligung

- **Körperliche Ursachen** *meint die Störung der Gehirnfunktion („Was führt dazu, daß ich Epilepsie habe"?). Ursache eines epileptischen Anfalls ist eine vorübergehende Funktionsstörung des Gehirns, hervorgerufen durch gleichzeitige Entladung größerer Verbände von Nervenzellen im Gehirn. Hierzu gehören auch körperliche Veränderungen durch mögliche medikamentöse Nebenwirkungen (Beispiele: Schwindel, Doppeltsehen, Übelkeit).*

- *Die körperlichen Ursachen und Veränderungen führen zu* **Beeinträchtigungen,** *die sich äußern können durch Einschränkungen der Beweglichkeit (Sturz, Zittern), Veränderungen kognitiver Fähigkeiten (geringe Konzentration, Einschränkung der Gedächtnisfunktionen), emotionaler Befindlichkeit (Traurigkeit, Angst) und sozialer Fähigkeiten und Fertigkeiten (Angst vor sozialen Kontakten, wenig Selbstvertrauen).*

- **Benachteiligung** *sind alle sozialen Probleme, die durch die Erkrankung zustande kommen (Beispiele: Beruf, Finanzen, Familie, Freizeit, Mobilität).*

- *Die* **Umwelt** *beeinflußt durch verschiedenste Reaktionen:*
  im positiven Sinne durch Hilfe, Fürsorge und Unterstützung
  im negativen Sinne durch Mitleid, Vorurteile und Benachteiligungen.

⇒ Beziehen Sie die Tn/Kl in die Informationsvermittlung mit ein. Folgende Fragen können dazu hilfreich sein:
  - Kennen Sie das bei sich selbst?
  - Ist das bei Ihnen auch schon einmal aufgetreten?
  - Welche Probleme stehen bei Ihnen im Vordergrund?

⇒ Geben Sie das Informationsblatt 2 „Epilepsie als ganzheitliche Erkrankung" (Rahmenmodell) aus.

⇒ Erläutern Sie anhand des Modells die Aufteilung des Trainings:
  - **Teil 1 des Trainings** *beschäftigt sich vor allem mit gefühlsmäßigen, gedanklichen und motivationalen Beeinträchtigungen. Was können die Tn/Kl tun, daß sie sich besser fühlen, weniger negativ über sich und ihr Leben denken und aktiver ihr Leben gestalten?*
  - **Teil 2 des Trainings** *soll die sozialen Fähigkeiten („sich durchsetzen können") verbessern. Dadurch sollen Benachteiligungen vermindert oder vermieden werden.*

VI. Gruppenregeln besprechen

⇒ Geben Sie das Informationsblatt „Gruppenregeln" aus.

⇒ Erläutern Sie den Sinn von Gruppenregeln („Warum sind Gruppenregeln wichtig?"). Gehen Sie dann die Regeln Punkt für Punkt durch. Dabei ist es hilfreich,

Sitzung 1: Einführung

diese anhand möglicher in Gruppen auftauchender Situationen zu erläutern. Achten Sie auf eine möglichst einfache Formulierung. Die Tr/Th sollten sich durch Rückfragen versichern, daß alles verstanden wurde. Fragen der Tn/Kl werden umfassend beantwortet.

In den meisten Gruppen wird der Punkt „Klärung der Ansprache" selbst von den Tn/Kl angesprochen. Bemerken die Tr/Th noch Unklarheiten, so sollten Sie das Thema von sich aus ansprechen.

VII. Hausaufgabe und Ausblick auf die folgende Sitzung

⇒ Erläutern Sie die Hausaufgabe:
- *Die Tn/Kl mit Inhalten der nächsten Gruppenstunde vertraut machen. Sie sollen überlegen, welche Fähigkeiten und Fertigkeiten ihnen trotz der Krankheit verblieben sind. Damit soll die Aufmerksamkeit der Tn/Kl weg von den Grenzen und Einschränkungen hin auf Ressourcen gelenkt werden.*

⇒ Teilen Sie das Erarbeitungsblatt 1 „Was kann ich gut?" aus.

⇒ Erläutern Sie die Inhalte der folgenden Sitzung:
- *Es wird darum gehen, eigene Fähigkeiten und Fertigkeiten neu zu entdecken und zu lernen, wie die Tn/Kl diese zur Krankheitsbewältigung einsetzen können.*

SITZUNG 1: EINFÜHRUNG

Informationsblatt 1: Übersicht über die vorgesehenen Themen

Krankheitsbewältigung

Fähigkeiten und Fertigkeiten mit Epilepsie

Negatives und positives Selbstbild

Soziale Unterstützung

Selbsthilfemöglichkeiten

Soziale Kompetenz (Selbstbehauptung)

Über Epilepsie sprechen

Forderungen durchsetzen lernen

Beziehungen aufbauen lernen

Sitzung 1: Einführung

Informationsblatt 2: Epilepsie als ganzheitliche Erkrankung

Epilepsie ist eine Erkrankung, die den ganzen Menschen betrifft. Sie hat körperliche Ursachen, die zu Beeinträchtigungen führen. Diese Beeinträchtigungen wiederum haben oft Benachteiligungen zur Folge

Die körperlichen Ursachen sind der Ausgangspunkt der Erkrankung („Was führt dazu, daß ich Epilepsie habe"?). Ursache eines epileptischen Anfalls ist eine vorübergehende Funktionsstörung des Gehirns, hervorgerufen durch gleichzeitige Entladung größerer Verbände von Nervenzellen im Gehirn. Zu den körperlichen Störungen gehören auch körperliche Veränderungen durch medikamentöse Nebenwirkungen wie Schwindel, Doppeltsehen oder Übelkeit.

Die körperlichen Ursachen und Veränderungen führen zu Beeinträchtigungen, die sich äußern können durch: Einschränkungen der Beweglichkeit (z.B. Sturz, Zittern), Veränderungen kognitiver Fähigkeiten (z.B. geringe Konzentration, Einschränkung der Gedächtnisfunktionen), emotionaler Befindlichkeit (z.B. Traurigkeit, Angst) und sozialer Fähigkeiten und Fertigkeiten (z.B. Angst vor sozialen Kontakten, wenig Selbstvertrauen).

Benachteiligung sind alle sozialen Probleme, die durch die Erkrankung zustande gekommen sind, wie zum Beispiel: Berufliche Schwierigkeiten, finanzielle Probleme, familiäre Konflikte, kaum Freizeitmöglichkeiten, geringe Mobilität.

Die Umwelt hat durch verschiedenste Reaktionen Einfluß auf die Gesundheitsstörung. Im positiven Sinne durch die Hilfe, Fürsorge und Unterstützung, im negativen Sinne durch Mitleid, Vorurteile und Benachteiligungen.

Epilepsie betrifft also den ganzen Menschen. Sie kann körperliche, psychische und soziale Folgen haben.

Deshalb ist eine Behandlung und Therapie in allen drei Bereichen notwendig.

Krankheitsbewältigung heißt: Probleme in allen drei Bereichen anzugehen.

SITZUNG 1: EINFÜHRUNG

Epilepsie

ICH

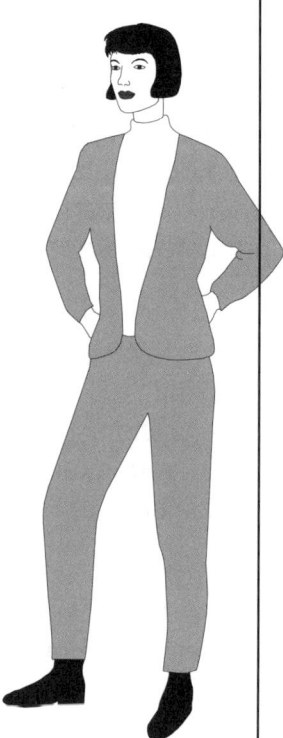

Körperliche Störung
Art der Anfälle
Dauer & Anzahl der Anfälle
Dauer der Erkrankung
Medikamentenwirkung & -nebenwirkung

Beeinträchtigung
Depressive Verstimmung
Angst
Hilflosigkeit
Geringer Selbstwert
Geringe soziale Kompetenz

Benachteiligung
Familiäre Probleme
Berufliche Probleme
Probleme mit zwischenmenschlichen Beziehungen

Umwelt

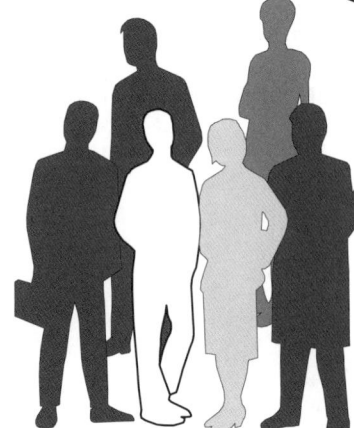

SITZUNG 1: EINFÜHRUNG

Informationsblatt 3: Gruppenregeln (nach Franke, 1991b)

1. Schweigepflicht

Alles, was in der Gruppe gegenseitig an persönlichen Informationen bekannt und untereinander besprochen wird, darf weder gegen die Gruppenmitglieder verwendet noch an dritte Personen (Bekannte, Familie, andere Patienten usw.) weitergegeben werden.

2. Regelmäßige Teilnahme

Die Gruppenmitglieder verpflichten sich, zu allen Sitzungen und sonstigen Terminen pünktlich zu erscheinen. Ist jemand ausnahmsweise verhindert, gibt er/sie Bescheid.

3. Sie sind Ihr eigener Chef

Bestimmen Sie selbst, was Sie sagen wollen. Sprechen oder schweigen Sie, wann Sie wollen. Versuchen Sie, das zu geben und zu empfangen, was Sie selbst geben und erhalten wollen. Sie sind Ihr eigener Chef; richten Sie sich darum nach Ihren Bedürfnissen im Hinblick auf das Thema und was sonst für Sie wichtig sein mag. Sie haben die Verantwortung dafür, was Sie aus dieser Stunde für sich machen.

4. Störungen haben Vorrang

Unterbrechen Sie das Gespräch, wenn Sie nicht wirklich teilnehmen können, zum Beispiel, wenn Sie gelangweilt oder ärgerlich sind, Anfälle haben oder aus einem anderen Grund unkonzentriert sind. Ein „Abwesender" verliert nicht nur die Möglichkeit der Selbsterfüllung in der Gruppe, sondern er bedeutet auch einen Verlust für die ganze Gruppe.

5. „Ich" statt „man" oder „wir"

Sprechen Sie nicht per „man" oder „wir", weil Sie sich hinter diesen Sätzen zu gut verstecken können und nicht die Verantwortung für das zu tragen brauchen, was Sie sagen. Zeigen Sie sich als Person und sprechen Sie per „Ich".

6. Es kann immer nur einer sprechen

Es darf nie mehr als einer sprechen, sonst wird die Verständigung untereinander schwierig. „Seitengespräche" sind also zu unterlassen, oder der Inhalt ist als Störung in die Gruppendiskussion einzubringen.

7. Gegenseitige Hilfe

War eine Übung oder ein Vorschlag im Laufe eines Gesprächs noch nicht so gut, so darf der/die Betreffende von den anderen nicht bestraft werden. Beispiele für bestrafendes Verhalten sind: ironische oder abfällige Bemerkungen, lachen, sprechen während der Übung usw.

Statt dessen sollte Kritik positiv formuliert werden, d.h. so, daß der/die andere etwas daraus lernen kann. Zum Beispiel durch einen Hinweis, worauf er oder sie beim nächsten Mal besonders achten sollte. Es ist sowohl für die Stimmung in der Gruppe als auch für das Lernen und Weiterkommen jedes und jeder einzelnen immer besser, das zu loben, was gelungen, anstatt das zu bemäkeln, was schlecht geraten ist.

Vor allem am Anfang gelingt es vielleicht noch nicht immer, alle Regeln zu beachten. Die Gruppenmitglieder erlauben sich daher gegenseitig, daß sie sich ggf. freundlich und ohne Vorwurf an die Einhaltung der Regeln erinnern dürfen, ohne daß sie sich deshalb bevormundet fühlen.

SITZUNG 1: EINFÜHRUNG

Erarbeitungsblatt 1: Was kann ich gut?

(z.B. Beruf, Familie, Hobby, Bekannte, Freunde, Sport, Musik usw.)

Sitzung 2: Krankheitsbewältigung I

1. Hintergrundinformationen

Wie sich eine Person selbst einschätzt, beeinflußt in entscheidender Weise auch die Sichtweise der Umwelt und die Beziehung zum sozialen Umfeld. Menschen mit Epilepsie, vor allem beim Fortbestehen der Anfälle, können sich die schwierige Anpassungsaufgabe stellen: Krankheitserfahrungen, Einschränkungen und Behinderungen in ihre Sicht von sich selbst zu integrieren, ihr bisheriges Leben und ihre zukünftigen Pläne mit den Gegebenheiten der Krankheit zu vereinbaren und dabei Selbstwertgefühl und Selbstvertrauen zu erhalten. Dies muß oft mit einer Umorientierung im persönlichen Wertesystem einhergehen, z.B. der Veränderung von Zielen oder Ansprüchen.

Der Verlust von geschätzten Aktivitäten (Berufstätigkeit, Autofahren, Hobbys usw.), die Einschränkungen und erfahrene Hilflosigkeit führen dazu, daß Betroffene sich selbst in Frage stellen. Sie fragen sich, ob sie noch tüchtige und geschätzte Menschen sind. Menschen mit Epilepsie sind daher häufig sehr defizitorientiert. Sie achten verstärkt auf die Einschränkungen, die ihnen die Erkrankung setzt und die verlorenen oder nie erlangten Fähigkeiten. Weniger im Fokus der Aufmerksamkeit sind die verbliebenen Freiräume und die erhaltenen Fähigkeiten und Fertigkeiten. Sich selbst schreiben Menschen mit Epilepsie nur wenige Fähigkeiten zur Bewältigung ihrer Krankheit und deren psychosozialen Folgen zu.

Ziel ist es daher, von einer Defizit- zu einer Ressourcenorientierung zu kommen.

Literatur zur Vorbereitung:

Endermann, M. (1992). *Epilepsie und Depressivität*. Göttingen: E. Overdieck.

Reiter, J.M. et al. (1987). *Taking Control of Your Epilepsy: A Workbook for Patients and Professionals*. California: The Basics Publishing Company.

Ried, S., Göcke, K., Specht, U. Thorbecke, R. & Wohlfarth, R. (1998). *Modulares Schulungsprogramm Epilepsie (MOSES)* (insbesondere Modul 1 und 8). Berlin: Blackwell.

Ried, S. & Schüler, G. (1996). *Vom Anfall bis zur Zusammenarbeit*. Berlin: Blackwell.

Shape, J.T. (1996). Educating Patients and Families to Manage a Seizure Disorder Successfully. In N. Santilli (Ed.), *Mangaging Seizure Disorders*. New York: Lippincott-Raven.

Thorbecke, R. (1988). Verbote bei Epilepsie. *Epilepsie-Blätter, 1*, 83-86.

SITZUNG 2: KRANKHEITSBEWÄLTIGUNG I

2. Ziele

Die Tn/Kl sollen:

- ihre Fähigkeiten und Fertigkeiten entdecken
- erkennen, wie sie diese zur Krankheitsbewältigung nutzen können
- die Auswirkungen auf das eigene Selbstbild und ihre Stimmungslage kennen

3. Inhalte

- Wiederholung der vergangenen Sitzung und Ziele der heutigen Sitzung
- Krankheitsbewältigung
- Lebensenergie
- Ressourcen: Hausaufgabenbesprechung
- Hausaufgabe und Ausblick auf die folgende Sitzung

4. Materialien

- Informationsblatt 4: „Krankheitsbewältigung"
- Informationsblatt 5: „Problemspirale"
- Fragenblatt 1: „Krankheitsbewältigung"
- Erarbeitungsblatt 2: „Persönliche Energiebilanz" (Energiekreise)
- Erarbeitungsblatt 3: „Was kann ich für meine Gesundung tun" (Psychosoziale Selbsthilfe) (3 Blätter)
- These auf Wandzeitung
- Stifte, Edding-Stifte, Flip-Chart und Papier für Flip-Chart
  Metaplankarten; rote große Klebepunkte

5. Ablauf

I. Wiederholung der vergangenen Sitzung und Ziele der heutigen Sitzung

⇒ Wiederholen Sie die Inhalte der vergangenen Stunde:
- *Gegenseitiges Kennenlernen*
- *Gruppenregeln*
- *Inhalte des Kompetenztrainings*
- *Modell der Epilepsie*

⇒ Besprechen Sie die Ziele der heutigen Sitzung mit den Tn/Kl:
- *Eigene Fähigkeiten und Fertigkeiten kennen*
- *Wissen, was Krankheitsbewältigung ist*
- *Auswirkungen auf Selbstbild, Wohlbefinden, Stimmung und Lebensenergie kennen*

Sitzung 2: Krankheitsbewältigung I

⇒ *Visualisieren Sie die Ziele auf eine Wandzeitung. Zeigen Sie auf, welchem Bereich des Erklärungsmodells die heutige Stunde zuzuordnen ist.*

II. Krankheitsbewältigung

● *Erarbeitungsteil*

⇒ Stellen Sie folgende These auf einer Wandzeitung dar:

„Ich habe meine Erkrankung gut bewältigt."

trifft voll zu	trifft zu	trifft nicht zu	trifft überhaupt nicht zu
++	+	-	--

⇒ Bitten Sie die Tn/Kl zur These Stellung zu nehmen, indem die Tn/Kl einen Klebepunkt in eines der Kästchen kleben. Sammeln Sie Argumente für die Felder mit Punkten.

⇒ Erarbeiten Sie anhand der Argumente mit den Tn/Kl, was Krankheitsbewältigung bedeutet.

Folgende Zuruffragen können zusätzlich hilfreich sein:
- Was würden Sie jemand raten, der neu an Epilepsie erkrankt?
- Woran würden Sie erkennen, daß sie „gut" mit Ihrer Erkrankung zurecht kommen?

⇒ Visualisieren Sie die Antworten anhand eines Mind Maps auf einer Wandzeitung.

⇒ Ergänzen Sie ggf. die Antworten. Für die Tn/Kl kann Krankheitsbewältigung bedeuten:
- über die Erkrankung sprechen können
- trotz der Anfälle aktiv bleiben
- soziale Kontakte pflegen
- sich selbst annehmen
- auf das eigene Wohlergehen achten
- so „normal" wie möglich leben
- sich nicht einschränken lassen
- soweit wie möglich selbständig bleiben
- positive Dinge im Leben sehen
- Fähigkeit, mit den Einschränkungen zu leben, sie zu akzeptieren

SITZUNG 2: KRANKHEITSBEWÄLTIGUNG I

Beispiel für ein Mind Map

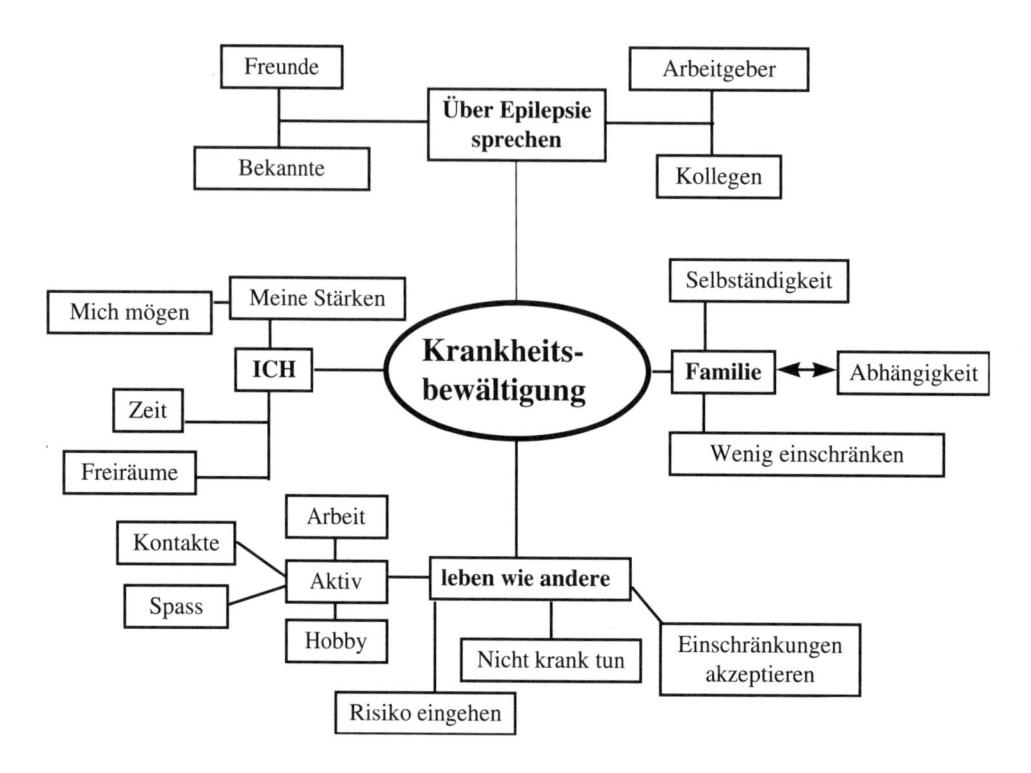

```
        Freunde              Arbeitgeber
              \     Über Epilepsie    /
               \      sprechen       /
        Bekannte                    Kollegen

                                              Selbständigkeit
  Mich mögen   Meine Stärken                        |
          \   /               Krankheits-    Familie ⟷ Abhängigkeit
           ICH  ─────────────  bewältigung  ─┤
          /   \                               |
       Zeit                                Wenig einschränken
    Freiräume
                    Arbeit
         Kontakte      \
              \         Aktiv ── leben wie andere
              /        /              |         Einschränkungen
          Spass    Hobby        Nicht krank tun  akzeptieren
                              Risiko eingehen
```

● *Informationsteil*

⇒ Arbeiten Sie folgende Gesichtspunkte heraus:

- *Bei Epilepsie als länger dauernder, also chronischer Erkrankung, ist neben der medikamentösen Therapie die Krankheitsbewältigung besonders wichtig, da eine aktive Auseinandersetzung helfen kann, Krankheitsfolgen zu lindern.*

- *Krankheitsbewältigung meint, mit den Anfällen im Alltag zurechtzukommen und einen guten Umgang mit sich selbst zu pflegen (→ Hinweis auf psychosoziale Selbsthilfe).*

- *Krankheitsbewältigung bedarf nicht unbedingt neuer Fertigkeiten, sondern die schon vorhandenen Fähigkeiten müssen richtig genützt werden.*

- *Mit der Erkrankung kommt man leichter zurecht, wenn man Menschen findet, bei denen man sich aussprechen kann, die einen verstehen und akzeptieren.*

- *Es ist aber nicht nur die Umgebung, welche die Situation beeinflußt; es ist auch die eigene Sicht der Dinge, die Fähigkeit zur Akzeptanz der eingeschränkten Lebenslage, die Fähigkeit, trotz alledem noch die Bestandteile zu finden, die einem im gesunden Leben wichtig waren und die geblieben sind. Die Fähigkeit, sich selbst zu akzeptieren und auf sein Wohlergehen zu achten, ist mitentscheidend.*

⇒ Geben Sie das Informationsblatt 4: „Krankheitsbewältigung" aus.

SITZUNG 2: KRANKHEITSBEWÄLTIGUNG I

III. (Lebens-)Energie

● *Informationsteil 1*

⇒ Zur Einführung in die Thematik erläutern Sie:
- *Mit einer lang dauernden Krankheit leben, heißt vermehrt Lebensenergie zu verbrauchen. Die alltäglichen Belastungen, um das Leben mit Epilepsie in den Griff zu bekommen, sind für Menschen mit Epilepsie meist größer als für Gesunde (Beispiel: Mobilität). Ein Leitsatz kann lauten: „Die Erkrankung Epilepsie und die Probleme, welche sie mit sich bringt, kosten eine Menge Energie und Kraft. Um die Erkrankung bewältigen zu können, brauche ich Kraft und Energie."*
- *Da Sie mehr Energie verbrauchen, müssen Sie auch mehr „Lebensenergie" tanken, sonst ist Ihr Energievorrat bald verbraucht. Energie beziehen wir aus Hobby, Freizeit, Spiel, Familie, Arbeit usw.*
- *So wird es zunächst einmal wichtig sein, zu überlegen, wie ihre Energiebilanz aussieht. Woher ihre Energie kommt, wo Energie verbraucht wird. Dies kann wichtige Hinweise liefern, über welche Ressourcen sie selbst verfügen.*

● *Erarbeitungsteil*

Vertieft wird das Thema „Krankheitsbewältigung" über das Arbeitsblatt „Energiekreise".

⇒ Erarbeitungsblatt „Energiekreise" ausgeben.

⇒ Stellen Sie zur Erklärung Ihre Energiebilanz am eigenen Beispiel kurz dar. Anschließend bearbeiten die Tn/Kl einzeln das Erarbeitungsblatt. Werten Sie dann gemeinsam die Energiekreise aus.

Hilfreiche Fragen sind:
- Woher erhalte ich die meiste Energie? Wo verbrauche ich die meiste Energie?
- Wie sieht meine Bilanz allgemein aus?
- Verbrauche ich insgesamt mehr Energie als ich beziehe?
- Wie lange kann ich so noch weitermachen?
- Leiden eventuell andere unter meiner „Energiebilanz"?
- Was könnte ich tun, um mehr Energie zu bekommen?

● *Informationsteil 2*

⇒ Fassen Sie zum Abschluß des Erarbeitungsteils die Ergebnisse zusammen:
- *Ein oft nicht wichtig genommener Weg, sich selbst zu helfen, ist das Ausüben von Dingen, die Spaß machen und langfristig positiv wirken.*
- *Ist man länger krank und dadurch vielen Belastungen ausgesetzt, sinkt die Bereitschaft, sich positivem Erleben und der Erholung zu widmen. Statt dessen wird die Aufmerksamkeit verstärkt auf die Krankheit, Probleme oder unerledigte Aufgaben gelenkt.*

Sitzung 2: Krankheitsbewältigung I

- *Manche Menschen beschäftigen sich dann nur noch mit ihrer Krankheit und all den damit zusammenhängenden Widrigkeiten. Sie sind deshalb kaum mehr fähig, Zufriedenheit und Energie zu gewinnen.*

- *Bildlich kann dies anhand eines großen Wasserspeichers erläutert werden: Am Staudamm fließt Wasser ab, am oberen Ende durch einen kleinen Fluß Wasser zu. Wenn mehr Wasser abfließt (= Energie verbraucht wird) als durch den Zufluß aufgefüllt (= Energie gesammelt wird) wird, fällt der Wasserspiegel bis der Speicher leer ist. Ohne Wasser ist jedoch kein Leben möglich.*

- *Wenn man über längere Zeit mehr Energie verbraucht, als man gewinnt, kommt es zum „Ausgebrannt-sein".*

IV. Eigene Ressourcen (Fähigkeiten und Fertigkeiten)

● *Erarbeitungsteil*

⇒ Sammeln Sie anhand der Hausaufgabe die Fähigkeiten und Fertigkeiten der Tn/Kl. Hierzu übertragen die Tn/Kl ihre Ressourcen auf Metaplankarten. Anschließend werden diese den einzelnen Bereichen der Krankheitsbewältigung zugeordnet (= grün: veränderbare Aspekte der Krankheitsbewältigung).

⇒ Diskutieren Sie die Gründe, falls ein Tn/Kl „keine" Ressource gefunden hat. Vermeiden Sie aber Bewertungen und abschließende Beurteilungen. Fordern Sie die Tn/Kl vielmehr auf, vor allem auf die „kleinen" alltäglichen Fertigkeiten und Fähigkeiten zu achten.

● *Informationsteil*

⇒ Fassen Sie den Erarbeitungsteil zusammen:

- *Manche der Tn/Kl haben mehr, manche weniger Fähigkeiten gefunden. Allen ist es jedoch ziemlich schwergefallen, Fertigkeiten aufzuschreiben und zu nennen, „die sie gut können".*

- *Es ist wichtig, eigene Fähigkeiten wahrzunehmen und auch zu akzeptieren. „Eigenlob stinkt nicht." Das Wissen um Fähigkeiten erleichtert das Lernen neuer Verhaltensweisen. Neue Fähigkeiten wiederum sind wichtig, um die Erkrankung besser bewältigen zu können.*

- *Menschen mit Epilepsie lernen leichter als andere, eine negative Sicht ihrer eigenen Person zu haben. Dies erschwert die Bewältigung der Erkrankung.*

- *Alle Tn/Kl haben wertvolle Fähigkeiten, die es lohnt zu beachten und auszubauen. Diese Fähigkeiten sind wie ein Fundament, auf das die Tn/Kl ein Leben mit Epilepsie aufbauen können (→ Krankheitsbewältigung). Wenn wir das Gefühl haben, etwas gut zu können, steigt auch die Wahrscheinlichkeit, daß wir diese Sache in Angriff nehmen. Dadurch gewinnen wir eine positivere Sicht unserer eigenen Person.*

SITZUNG 2: KRANKHEITSBEWÄLTIGUNG I

- *Wenn eigene positive Fähigkeiten und Fertigkeiten nicht gesehen werden, kann sich sehr schnell ein Problemkreislauf entwickeln. Diesen kann man sich als Spirale vorstellen, die nach unten zeigt: wenig aktiv → wenig positive Erfahrungen → schlecht über sich denken → sich schlecht fühlen → noch weniger aktiv.*

⇒ Geben Sie das Informationsblatt 5: „Problemspirale" aus.

VI. Hausaufgabe und Ausblick auf die folgende Sitzung

⇒ Geben Sie das Erarbeitungsblatt 3: „Was kann ich für meine Gesundung tun" und das Fragenblatt 1 „Krankheitsbewältigung" aus.

⇒ Besprechen Sie die Inhalte der folgenden Sitzung:
  - *Es werden Möglichkeiten besprochen, „sich selbst zu helfen", d.h. zu seinem eigenen Wohlbefinden und seiner Gesundheit beizutragen.*

⇒ Erklären Sie mittels der „Lebensblume" Möglichkeiten der Selbsthilfe. Hierzu sollen die Tn/Kl für verschiedene Bereiche als Hausaufgabe erarbeiten, welche Strategien „sich selbst zu helfen", sie schon kennen und anwenden.

VII. Mögliche Variationen

In einigen Gruppen bot es sich an, „Vorteile" chronischen Krankseins (Franke, 1991a) zu diskutieren. Vorteile können sein: Keine Konflikte eingehen müssen, nicht selbständig werden müssen, keine Verantwortung übernehmen müssen...

Sitzung 2: Krankheitsbewältigung I

Informationsblatt 4: Krankheitsbewältigung

Neben körperlichen Krankheitserscheinungen und deren medikamentöser Behandlung spielt auch die Art der **Krankheitsbewältigung** eine wesentliche Rolle. Krankheitsbewältigung meint, wie Sie im Alltag mit Ihrer Erkrankung zurecht kommen. Menschen mit Epilepsie berichten, daß jemand seine Krankheit gut bewältigt hat, wenn er unter anderem „kein schlechtes Gewissen mehr wegen der Anfälle hat"; „sich nicht mehr schämt"; „versucht, ein ‚normales' Leben zu führen"; „sich nicht mehr als Außenseiter fühlt"; „sich selbst als Menschen akzeptieren kann" ; „positiv in die Zukunft schaut"; „trotz Anfällen etwas unternimmt oder arbeitet"; „offen über seine Erkrankung sprechen kann".

Insbesondere bei chronischen Erkrankungen tritt die Bewältigung der Erkrankung in den Vordergrund. Andererseits wird das Eintreten von psychosozialen Folgen der Krankheit meist verdrängt. Eine **aktive Auseinandersetzung** damit könnte aber helfen, die Krankheitsfolgen zu lindern. Dies ist um so eher der Fall, wenn diese Auseinandersetzung stattfindet, bevor die unterschiedlichsten psychischen oder sozialen Probleme überhaupt auftreten.

Der Umgang und die Bewältigung von Krankheiten ist **individuell sehr unterschiedlich**. Der eine Mensch fügt sich leichter in die Dinge, die er nicht verändern kann, der andere kann sich nicht damit abfinden und kämpft dagegen an.

Auch ein kranker Mensch wünscht sich Anerkennung und möchte weiterhin dazugehören. Er will **selbstbestimmt leben und nicht bevormundet werden.**

Die **Umgebung** kann ganz entscheidend dazu beitragen, eine schwere Erkrankung zu ertragen. Wenn man Menschen findet, bei denen man sich aussprechen kann, die einen **verstehen und akzeptieren**, ist alles leichter zu ertragen.

Es ist aber nicht nur die Umgebung, welche die Situation beeinflußt. Es ist auch die **eigene Sicht der Dinge**, die Fähigkeit zur Akzeptanz der eingeschränkten Lebenslage, die Fähigkeit, trotz alledem noch die Dinge zu finden, die einem im gesunden Leben wichtig waren und die geblieben sind, sowie die Fähigkeit, sich selbst zu akzeptieren und auf sein Wohlergehen zu achten.

Für viele Menschen mit Epilepsie bedeutet Krankheitsbewältigung:
- über die Erkrankung sprechen können
- trotz der Anfälle aktiv bleiben, soziale Kontakte pflegen
- sich selbst annehmen, auf das eigene Wohlergehen achten
- so „normal" wie möglich leben
- sich nicht einschränken lassen, soweit wie möglich selbständig bleiben
- positive Dinge im Leben sehen
- Fähigkeit, mit den Einschränkungen zu leben

SITZUNG 2: KRANKHEITSBEWÄLTIGUNG I

Informationsblatt 5: Problemspirale (Herrle & Kühner, 1994)

Menschen mit Epilepsie lernen leichter als andere, eine negative Sicht ihrer eigenen Person zu haben. Dies entsteht, da die Erkrankung es schwieriger macht, aktiv zu sein. Man verringert seine Aktivität und zweifelt an seinen Fähigkeiten. Wenn wir erfolgreich waren, fühlen wir uns gut und gewinnen Selbstvertrauen. Wenn mal etwas schief geht, denken wir schlecht von uns und fühlen uns dann auch mies. Daraus entsteht eine negative Spirale: wenig positive Erfahrungen, negative Gefühle, weniger Aktivität, zunehmend negative Gedanken, man tut noch weniger, fühlt sich noch schlechter.

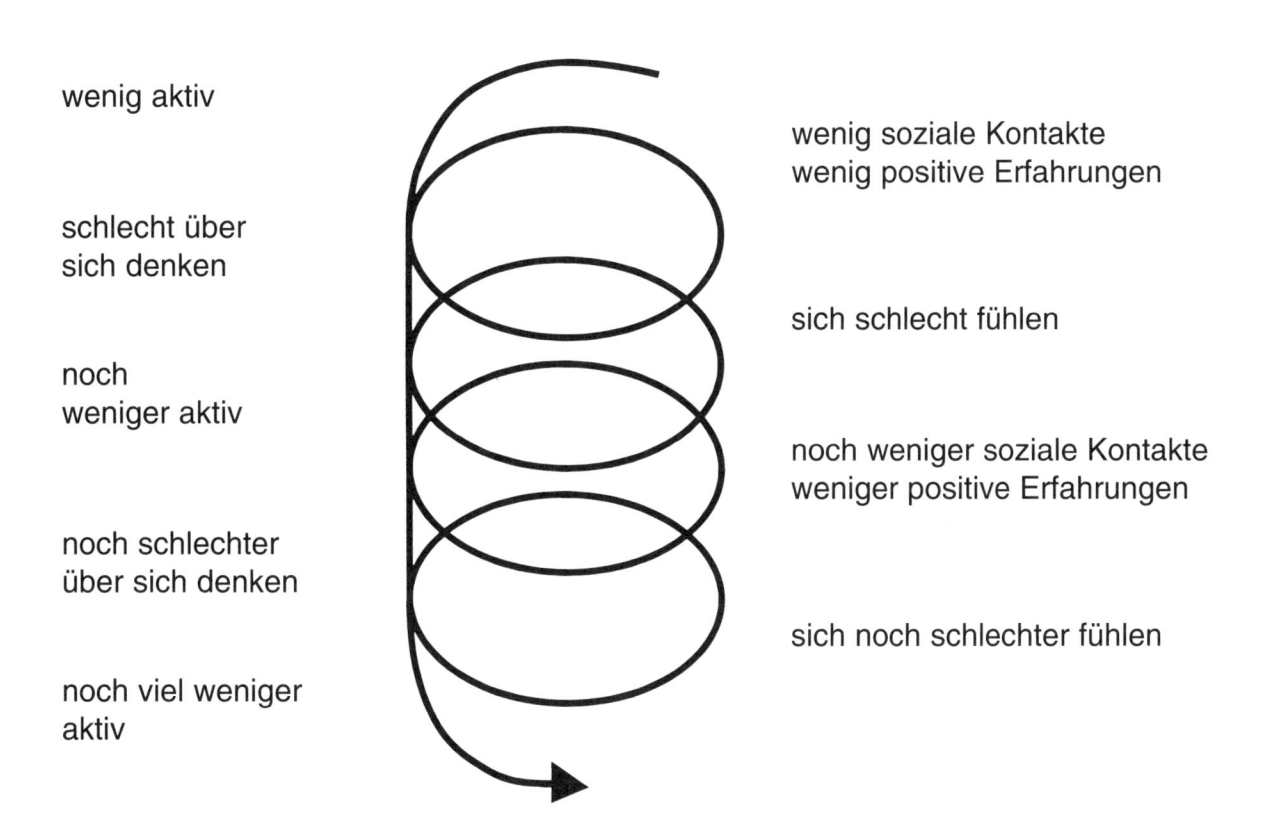

wenig aktiv

schlecht über sich denken

noch weniger aktiv

noch schlechter über sich denken

noch viel weniger aktiv

wenig soziale Kontakte
wenig positive Erfahrungen

sich schlecht fühlen

noch weniger soziale Kontakte
weniger positive Erfahrungen

sich noch schlechter fühlen

Eine positive Spirale ist auch möglich. Veränderungsmöglichkeiten sind Gedanken („Wie denke ich über mich") und vor allem Verhaltensänderungen (angenehme Tätigkeiten, Hobby, soziale Fertigkeiten). Dabei sind nicht so sehr die „großen Aktivitäten" wichtig, sondern die „kleinen", angenehmen, die Spaß machen und Freude bereiten.

Hierzu ist es notwendig, zu akzeptieren, daß nicht mehr alles möglich ist, es aber trotzdem noch Dinge gibt, die einem wichtig und die geblieben sind.

SITZUNG 2: KRANKHEITSBEWÄLTIGUNG I

Fragenblatt 1: Krankheitsbewältigung

Gerade zum Thema „Krankheit" gibt es keine eindeutigen Antworten auf die Fragen, die Sie auf diesem Blatt finden. Jeder/Jede von uns geht auf seine/ihre ganz persönliche Art und Weise damit um. Vielleicht geben die Fragen auch einen Anstoß mit Ihrem Partner, Ihrer Partnerin, Ihren Angehörigen, einem guten Freund oder einer guten Freundin darüber zu sprechen.

1. Erleben Sie sich als Mensch mit Epilepsie als chronisch krank?

2. Was könnte Ihnen helfen, Ihre derzeitige Situation besser zu meistern?

3. Kennen Sie Menschen, die eine länger dauernde Krankheit gut bewältigen? Was tun diese Menschen?

4. Woran können Sie erkennen, daß Sie mit Ihrer Erkrankung besser zurecht kommen?

5. Welches sind die positiven Dinge in Ihrem Leben?

SITZUNG 2: KRANKHEITSBEWÄLTIGUNG I

Erarbeitungsblatt 2: „Persönliche Energiebilanz" (Energiekreise)

Sie verbrauchen jeden Tag „Lebensenergie", für das Arbeiten, die Familie, die alltäglichen Belastungen usw. Anfälle können das alltägliche Leben erschweren und den „Energieverbrauch" vergrößern. Daher müssen Sie auch mehr „Lebensenergie" tanken, sonst ist Ihr Energievorrat bald verbraucht. Energie beziehen wir aus Hobby, Freizeit, Spiel, Familie, Arbeit usw.

Es kann hilfreich sein, sich einmal zu überlegen, wie denn die eigene, persönliche Energiebilanz aussieht.

Dazu zeichnen Sie bitte zwei Kreise auf die Rückseite. Diese beiden Kreise sollen Ihre „Energien" symbolisieren. Je ein Kreis für die *Energiequellen* und ein Kreis für die *Energieverbraucher*. Bitte teilen Sie diese Kreise für sich persönlich wie einen Kuchen auf. Die jeweilige Größe der Kuchenstücke symbolisiert dabei die Menge der Energie.

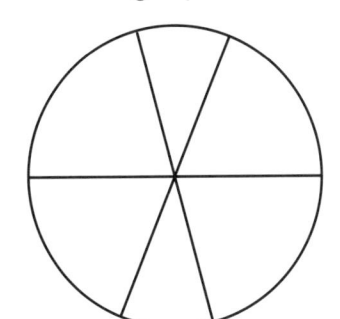

Energiequellen   Energieverbraucher

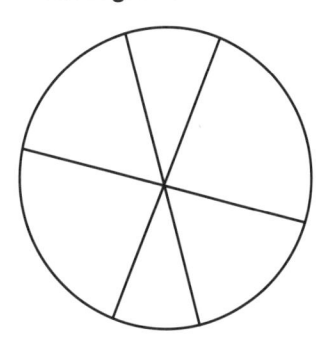

Wo Sie Ihre Energie investieren, was Energie verbraucht, das sind Ihre Energieverbraucher, wie z.B. Beziehungen, Familie, Arbeit, Freizeit, Hobby, Anfälle, Arztbesuche, Medikamente usw.

Woher Sie Ihre Energie beziehen, was Ihnen guttut, Auftrieb gibt, das sind Ihre Energiequellen, z.B. Familie, Freunde, Arbeit, Hobby, Freizeit usw.

Anschließend können Sie sich überlegen:

- Woher erhalte ich die meiste Energie? Wo verbrauche ich die meiste Energie?
- Verbrauche ich insgesamt mehr Energie als ich beziehe?
- In welchen Bereichen verbrauche ich mehr als ich beziehe?
- Wie lange kann ich so noch weitermachen?
- Will ich etwas ändern?

Sitzung 2: Krankheitsbewältigung I

Erarbeitungsblatt 3: „Was kann ich zu meinem Wohlbefinden und meiner Gesundheit beitragen?"
(Psychosoziale Selbsthilfe)

Ihre Gesundheit ist nicht nur die Sache Ihres Arztes. Sie selbst können vieles dazu beitragen, um Ihre körperliche und seelische Gesundheit zu fördern. Wir haben hier einmal einige Möglichkeiten dafür zusammengestellt.

Gesundheit: Sich gesund verhalten

Auch für Menschen mit Epilepsie gibt es eine Reihe von Möglichkeiten zu Ihrer Gesundheit beizutragen: Regelmäßige Medikamenteneinnahme, geregelter Wach-Schlaf-Rhythmus, (geringer) Alkoholgenuß, regelmäßige Arztbesuche mit Blutspiegel und EEG-Kontrolle, Führen eines Anfallkalenders, Vermeiden von Anfallsauslösern. Vielleicht profitieren Sie auch von einem Training zur Anfallskontrolle (→ Informationen bei der Deutschen Epilepsievereinigung).

Es gehört heute allgemein zu gesundem Verhalten, auf seine Ernährung zu achten. Eine vielseitige, ausgewogene Ernährung hält fit, fördert die Abwehrkräfte und schützt vor anderen Erkrankungen.

Neben der Nahrung für den Körper sollte jedoch genauso die „Nahrung für die Seele" nicht vergessen werden. Sich geistig fit zu halten, bedarf auch regelmäßigen Übens. Möglichkeiten hierfür sind z.B. Kreuzworträtsel lösen, Bücher lesen oder sozialen Austausch pflegen. Manche Volkshochschulen und Krankenkassen bieten auch spezielle Trainingsprogramme an. Fragen Sie danach!

Körperliche Bewegung sollte zum festen Bestandteil gesunden Verhaltens gehören: Spazierengehen, Wandern, Sport, Tanzen, usw. Unser Körper bleibt nur fit, wenn er auch gebraucht wird. Das Ziel besteht nicht darin, Höchstleistungen zu erbringen, sondern sich besser zu fühlen als vorher. Um körperlich wieder aktiv zu werden oder aktiv zu bleiben, ist es möglicherweise notwendig, Kompromisse einzugehen. Ihre Anfälle fordern die eine oder andere Einschränkung. Diese ist abhängig von der Art, Dauer, Ausprägung, Häufigkeit und tageszeitlichen Bindung ihrer Anfälle. Zur Auswahl geeigneter sportlicher Übungen oder körperlicher Aktivitäten können Sie sich mit Ihrem Facharzt beraten.

Für mich: Zufriedenheit und Freude erleben

Ein oft nicht wichtig genommener Weg, sich selbst zu helfen, ist das Ausüben von Dingen, die Spaß machen und langfristig positiv wirken. Ist man länger krank und dadurch vielen Belastungen ausgesetzt, sinkt die Bereitschaft, sich positivem Erleben und der Erholung zu widmen. Statt dessen wird die Aufmerksamkeit verstärkt auf die Krankheit, Probleme oder unerledigte Aufgaben gelenkt. Man ist dann kaum fähig, Zufriedenheit und Energie aus Hobbys oder anderen Aktivitäten zu gewinnen. Zufriedenheit und Freude zu erleben, kann man lernen. Zufriedenstellende angenehme Beschäftigungen sollten fester Bestandteil täglicher Aktivitäten sein.

Sitzung 2: Krankheitsbewältigung I

Partnerschaft und Familie

Epilepsie kann auch vom gesunden Partner und der Familie in vielen Bereichen Anpassungsleistungen erfordern. Partner und Familie sind fast ständig mit den Auswirkungen der Epilepsie konfrontiert. Sie müssen sich mit der Erkrankung arrangieren. Bleiben die Anfälle trotz Behandlung bestehen, kann es wichtig werden, ein gemeinsames „Krisenmanagement" zu entwickeln.

Soziales Umfeld: Sich mit anderen austauschen

Verschiedene Untersuchungen belegen, daß bis heute in der Bevölkerung falsche Vorstellungen über Epilepsie vorhanden sind. Glücklicherweise sind diese Vorurteile im Abnehmen begriffen. Vor allem junge Menschen haben deutlich geringere Vorurteile.

Und neben sämtlichen Einschränkungen und Problemen, welche die Krankheit Epilepsie für die Betroffenen mit sich bringt, gibt es wohl keine andere Krankheit, bei der die Betroffenen so häufig mehr unter diesen Vorurteilen und dem Verhalten ihrer Mitmenschen leiden als unter der Krankheit selbst. Die Angst vor dem nächsten Anfall ist bei vielen weniger die Sorge um Verletzungen, als die Furcht vor der Reaktion etwaiger Zeugen, vor Diskriminierung und Ausgrenzung. Die Bewältigung der Erkrankung ist im entscheidenden Maße von der sozialen Geborgenheit abhängig. Wenn man Menschen findet, bei denen man sich aussprechen kann, die einen verstehen und akzeptieren, ist alles etwas leichter zu ertragen. Soziale Kontakte entstehen jedoch nicht von alleine. Vielmehr ist es notwendig, Sozialkontakte aktiv aufzubauen und zu pflegen.

Einstellungen/Denkstile: Über sich selbst denken

Im Gespräch mit Menschen mit Epilepsie kann man unterschiedliche Denkmuster entdecken, die entscheidend dafür sind, ob sie sich wohlfühlen oder nicht. Man kann Ereignisse nämlich völlig unterschiedlich bewerten. Dabei kann man deutlich einen einseitigen einengenden Denkstil von einem differenzierten, weiterführenden Denkstil abheben. Dazu zwei Beispiele:

einengend		weiterführend
• Ich bin ein Angsthase.	→	• Ich bin ängstlich, aber auch großzügig und einigermaßen intelligent.
• Da ich grundsätzlich schwach bin, kann ich nichts daran ändern.	→	• Ich kann lernen, mit schwirigen Situationen umzugehen und meine Ängste zu bekämpfen.

Die Richtung ist, daß Erfolge und Fähigkeiten akzeptiert und sich selbst „gut geschrieben" werden, Mißerfolge hingegen nicht überschätzt werden sollten.

Sitzung 2: Krankheitsbewältigung I

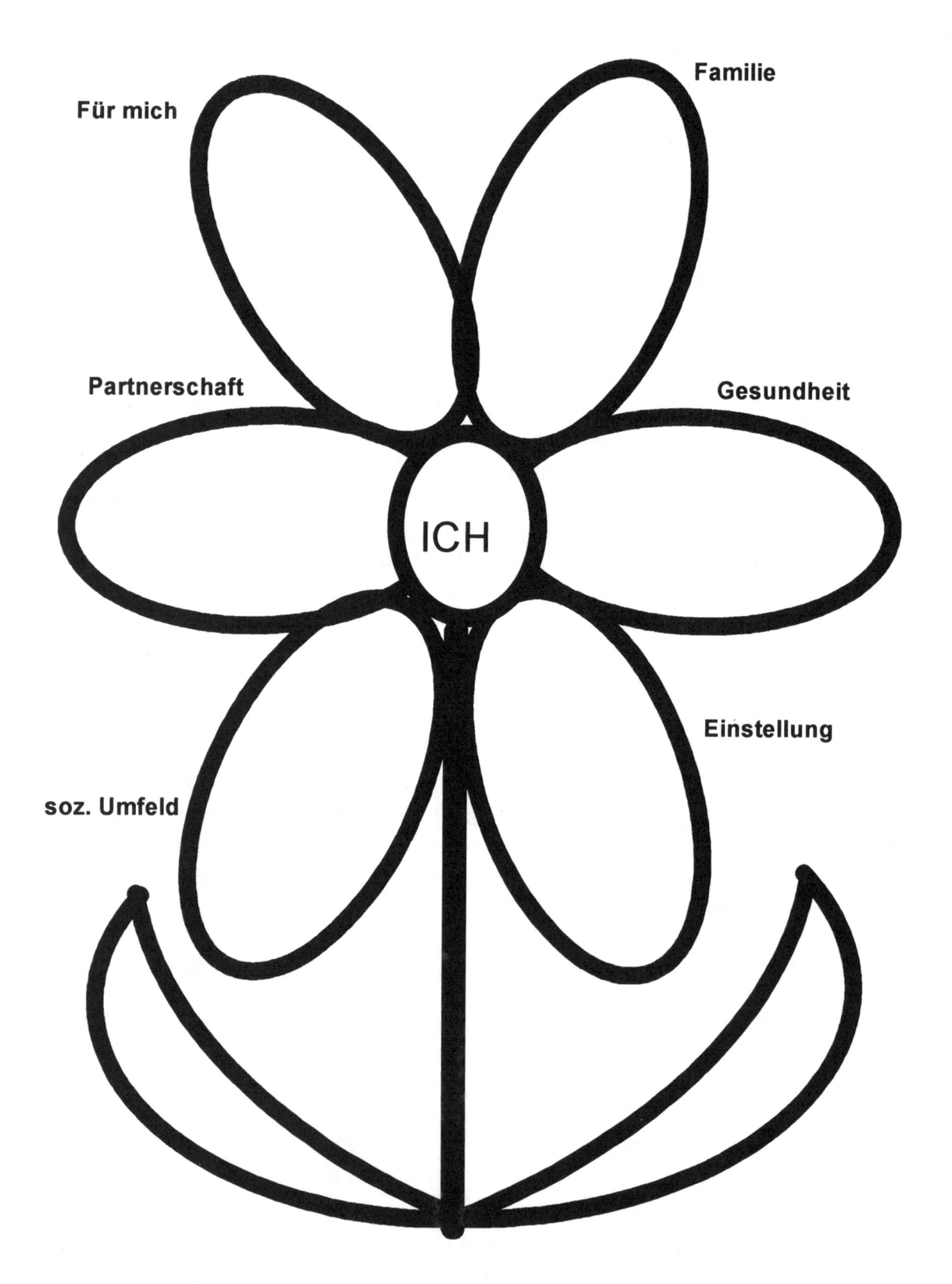

- Familie
- Für mich
- Partnerschaft
- Gesundheit
- ICH
- Einstellung
- soz. Umfeld

Lebensblume

Sitzung 3: Krankheitsbewältigung II: Selbsthilfe

1. Hintergrundinformationen

Mehr und mehr Menschen mit Epilepsie hegen den Wunsch, aktiv zu ihrem Wohlbefinden und ihrer Gesundheit beizutragen. Sie wollen aus der Rolle als eher passiver, leidender Patient herauskommen und für ihr Wohlbefinden und ihre Gesundheit (Mit-)Verantwortung übernehmen.

„Epilepsie" ist eine körperliche Erkrankung, aber Epilepsie betrifft die gesamte Person: die Persönlichkeit, die Lebensführung, die Kontakte zur Umwelt. Betroffene erleben vermehrt Belastungen: Sie müssen sich mit den Anfällen oder den Nebenwirkungen der Medikamente auseinandersetzen. Manche erleben möglicherweise Einschränkungen. Andere wiederum fühlen sich durch ihre Mitmenschen abgelehnt. Die Auswirkungen der Erkrankung Epilepsie sind umfassender als man im allgemeinen wahrhaben will. Daher kommt der Bewältigung der Krankheit, d.h. dem alltäglichen Umgang mit der Epilepsie, große Bedeutung zu.

Psychosoziale Selbsthilfe zeigt Möglichkeiten auf, um sich bewußt und aufmerksam mit der Erkrankung „Epilepsie" auseinanderzusetzen. Gleichzeitig soll die Selbsthilfe beitragen, persönliche Einstellungen zu Erkrankung und Gesundheit zu prüfen. So werden neue persönliche Möglichkeiten deutlich und eine systematische Selbsthilfe möglich. Selbsthilfe heißt aktive Mitarbeit bei der Therapie der eigenen Erkrankung.

Literatur zur Vorbereitung

Hartmann, M.S. (1991). *Praktische Psycho-Onkologie. Therapiekonzepte und Anleitungen für Patienten zur psychosozialen Selbsthilfe bei Krebserkrankungen*. München: Pfeiffer.

Kane, J. (1995). *Mit Krankheit richtig umgehen*. Stuttgart: Trias – Thieme Hippokrates Enke.

Lutz, R. (1996). *Balance.* Hamburg: Techniker-Krankenkasse.

Ried, S., Göcke, K., Specht, U. Thorbecke, R. & Wohlfarth, R. (1998). *Modulares Schulungsprogramm Epilepsie (MOSES)* (insbesondere Modul 1, 5, 6, 8). Berlin: Blackwell.

SITZUNG 3: KRANKHEITSBEWÄLTIGUNG II: SELBSTHILFE

2. Ziele

Die Tn/Kl sollen:

- die Bedeutung der Selbsthilfe erkennen
- eigene Selbsthilfefähigkeiten entwickeln

3. Inhalte

1. Wiederholung der vergangenen Sitzung und Ziele der heutigen Sitzung
2. Psychosoziale Selbsthilfe
3. Umsetzung von Selbsthilfe in den Alltag
4. Ausblick auf die folgende Sitzung und Hausaufgabe

4. Materialien

- Informationsblatt 6: „Selbsthilfe"
- Informationsblatt 7: „Aktivitätsplanung" (2 Blätter)
- Erarbeitungsblatt 4: „Soziales Netzwerk"
- Fragenblatt 2: „Selbsthilfe"
- Auf einer Wandzeitung vorbereitete große Lebensblume
- Stifte, Edding-Stifte, Flip-Chart und Papier für Flip-Chart, Metaplankarten

5. Ablauf

I. Wiederholung der vergangenen Sitzung und Ziele der heutigen Sitzung

⇒ Wiederholen Sie die Inhalte der vergangenen Stunde:

- *Es wurde erläutert, was sich hinter dem Begriff „Krankheitsverarbeitung" verbirgt.*
- *Weiter wurde deutlich gemacht, daß das Leben mit Anfällen einen höheren Verbrauch von „Lebensenergie" bedeutet. Deshalb muß man darauf achten, wie die persönliche Energiebilanz aussieht.*
- *Als weiterer Schritt wurde besprochen, welche Fähigkeiten zur Krankheitsverarbeitung und zur Verbesserung seiner persönlichen Energiebilanz jeder Tn/Kl schon besitzt.*

⇒ Vermitteln Sie anschließend den Tn/Kl die folgenden Ziele der heutigen Sitzung. Visualisieren Sie die Ziele auf einer Wandzeitung. Die Ziele sind:

- *Bedeutung von Selbsthilfemöglichkeiten erkennen (Welche Möglichkeiten gibt es, um besser mit Epilepsie zurecht zu kommen?)*
- *Eigene Selbsthilfefähigkeiten entwickeln (Wie kann ich mir selbst helfen, um besser mit Epilepsie zu leben?)*
- *Psychosoziale Selbsthilfe als eigener aktiver Beitrag*

SITZUNG 3: KRANKHEITSBEWÄLTIGUNG II: SELBSTHILFE

II. Psychosoziale Selbsthilfe

● *Erarbeitungsteil*

⇒ Erarbeiten Sie mit den Tn/Kl mögliche Selbsthilfefähigkeiten. Teilen Sie hierzu verschiedenfarbige Metaplankarten aus. Die Tn/Kl sollen für jeden Bereich zwei der für sie wichtigsten Selbsthilfefähigkeiten auf jeweils eine Karte notieren.

⇒ Hängen Sie die vorbereitete Lebensblume auf.

⇒ Lassen Sie die Tn/Kl anschließend im entsprechenden Blatt der großen Lebensblume ihre Karten befestigen.

⇒ Diskutieren Sie, welche Blätter der Lebensblume gut gefüllt sind, welche weniger. Stellen Sie dabei für wenig gefüllte Bereiche Verbindungen zu den Ressourcen der Tn/Kl her. Greifen Sie ggf. auf die Wandzeitungen der vergangenen Sitzung zurück. Erarbeiten Sie für diese Bereiche weitere Selbsthilfemöglichkeiten. Streifen Sie aber die Bereiche Partnerschaft, Familie und soziale Unterstützung ersteinmal nur. Verweisen Sie darauf, daß diese Bereiche wesentliche Faktoren für die Krankheitsbewältigung bei Menschen mit Epilepsie darstellen. Sie werden daher in der folgenden Sitzung besprochen werden.

● *Informationsteil*

⇒ Erläutern Sie folgende Punkte:
- *Selbsthilfe meint, weniger „passiver" Patient zu sein und zum „aktiven" Partner zu werden.*
- *Selbsthilfemöglichkeiten sind im psychischen und sozialen Bereich einfacher zu finden als im medizinischen. Daher liegt der Schwerpunkt der Selbsthilfe auf dem psychischen und sozialen Bereich.*

⇒ Nehmen Sie Bezug auf das Krankheitsmodell „Epilepsie".
- *Für alle Menschen ist es wichtig, eine innere Balance zu finden. Besonders gilt dies jedoch für Menschen mit länger dauernden Erkrankungen. Bei diesen Menschen gerät die Balance zwischen Ruhe und Streß, zwischen Anspannung und Entspannung, zwischen positiven und negativen Gedanken, zwischen Freude und Trauer eher aus dem Gleichgewicht. Meist überwiegen Streß, Anspannung, negative Gedanken oder Trauer.*
- *Es fällt leichter diese Balance wieder herzustellen, wenn sie lernen, ihre Aufmerksamkeit wieder auf Positives zu lenken und zu konzentrieren.*

III. Umsetzung in den Alltag

● *Erarbeitungsteil*

⇒ Diskutieren Sie mit den Tn/Kl, welche Bereiche der Selbsthilfe sie für wichtig halten. Fordern Sie die Tn/Kl zunächst dazu auf, jeweils einen grünen Punkt an

SITZUNG 3: KRANKHEITSBEWÄLTIGUNG II: SELBSTHILFE

das entsprechende Blatt der Lebensblume zu kleben. Besprechen Sie ggf., warum einige Blätter gar nicht genannt wurden.

⇒ Erarbeiten Sie mit den Tn/Kl Möglichkeiten, die es erleichtern, Selbsthilfefähigkeiten in den Alltag umzusetzen.

Hilfreiche Zuruffragen sind:
- In welchen Bereichen fällt Ihnen die Umsetzung in den Alltag leicht/schwer?
- Was würde es Ihnen leichter machen, mehr sich selbst zu helfen?

Visualisieren Sie die Antworten als Mind Map. Ergänzen Sie ggf. die erarbeiteten Möglichkeiten.

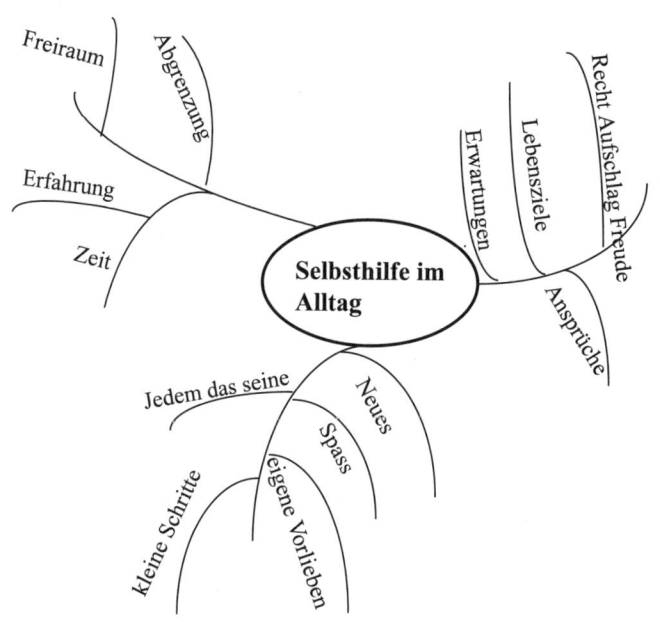

Mind Map: Selbsthilfe im Alltag — Freiraum, Abgrenzung, Erfahrung, Zeit, Erwartungen, Lebensziele, Recht Aufschlag Freude, Ansprüche, Neues, Spass, eigene Vorlieben, Jedem das seine, kleine Schritte

● *Informationsteil*

⇒ Erläutern Sie die Möglichkeiten, Selbsthilfe durch folgende Regeln im Alltag umzusetzen.

1. Lassen Sie sich Zeit

Ihre Selbsthilfefähigkeiten entstehen nicht von heute auf morgen. Lassen Sie sich Zeit, um neuen Aktivitäten zu entfalten oder schon vorhandene weiterzuentwickeln. Sie haben auch sicherlich einige Zeit gebraucht, um sprechen oder laufen zu lernen. Wichtig erscheint vielmehr, sich auf den Weg zu machen vom „passiven Patienten" zum „aktiven Partner". Hierzu kann es erforderlich sein,

- *bisherige Aktivitäten auf ihre Bedeutung hin zu hinterfragen*
- *eigene Lebensziele zu formulieren*
- *Grenzen gegenüber der sozialen Umgebung festlegen*

SITZUNG 3: KRANKHEITSBEWÄLTIGUNG II: SELBSTHILFE

2. Sich selbst Freiräume zugestehen

Chronisch Kranke meinen oft, sie hätten kein „Recht auf Freude", sie müßten sich ihrer Umgebung unterordnen und dürften keine eigenen Freiräume einfordern. Wer will sich schon als „Kranker" nachsagen lassen, er sei selbstsüchtig und nehme keine Rücksicht auf seine Umgebung. Um sich selbst zu helfen, kann es jedoch nötig sein, eigene Freiräume zu schaffen. Dies ist oft nur möglich, wenn Sie anderen Grenzen setzen.

Dies bedingt ein hohes Maß an sozialen Fertigkeiten, wie „sein Recht durchsetzen", aber auch „Gefühle und Bedürfnisse mitteilen" können. Hierzu wird später im Rahmen des Gruppenprogramms eingegangen.

3. Selbsthilfe geht nicht nebenbei

Aktivitäten zur Selbsthilfe sind nur dann sinnvoll, wenn Sie sich auch tatsächlich Zeit und Raum dafür reservieren. Sie sollten sich aus jedem Bereich zwei oder drei Aktivitäten heraussuchen und diese konsequent verfolgen. Dies läßt sich nicht mal eben nebenbei erledigen.

4. Jedem das Seine

Geschmack und Vorlieben sind individuell verschieden. So ist das auch mit aktiver Selbsthilfe. Jeder wird andere Aktivitäten für wichtig erachten. Überlegen Sie für sich persönlich, in welchen Bereichen Sie noch wenig aktiv sind und welche Aktivitäten Ihnen persönlich wichtig und sinnvoll erscheinen. Vielleicht kann es wichtig sein, Alternativen zu suchen und zu erproben.

5. Weniger ist mehr

Ein Mehr an Selbsthilfe bekommen wir nicht durch ein Mehr an Aktivitäten. Beginnen Sie zunächst lieber mit wenigen und kleineren Aktivitäten, führen Sie diese jedoch konsequent und regelmäßig durch. Auch sollten Sie Ihre Erwartungen und Ansprüche zunächst nicht allzu hoch setzen. Machen Sie kleine Schritte.

6. Selbsthilfeaktivitäten brauchen Erfahrung

Wo, wann und wie Sie selbst zu Ihrem Wohlbefinden beitragen können, müssen Sie lernen. Vielleicht ist es sogar spannend, schon ausgetretene Pfade zu verlassen und einmal etwas ganz Neues zu versuchen. Vielleicht müssen Sie eine Tätigkeit oder Aktivität zuerst mehrmals durchführen, um herauszufinden was Ihnen guttut.

7. Sich selbst helfen kann alltäglich sein

Meist sind keine besonderen Fähigkeiten nötig, um sich selbst zu helfen. Der Alltag bietet hier genug Möglichkeiten. Vielleicht sollten Sie versuchen, einen Tag mit besonders „offenen Augen und Ohren" zu verbringen und aufmerksam auf alle Situationen achten, in denen Sie selbst etwas zu Ihrem Wohlbefinden beitragen können. Das Schwierigste wird sein, sich aufzuraffen und den ersten Schritt zu tun.

⇒ Geben Sie dazu das Informationsblatt 6 „Selbsthilfe" aus.

SITZUNG 3: KRANKHEITSBEWÄLTIGUNG II: SELBSTHILFE

IV. Hausaufgaben und Ausblick auf die folgende Sitzung

⇒ Erläutern Sie die Inhalte der folgenden Sitzung.

Die Bereiche Familie, Partnerschaft und soziales Umfeld wurden bisher nur am Rande gestreift. Diese werden in der folgenden Sitzung ausführlicher besprochen. Die Tn/Kl sollen anhand des Arbeitsblattes 4 „Soziales Netzwerk" ihre Sozialbeziehungen darstellen. Die Darstellung soll nach nah/fern und positiv/ negativ differenziert werden.

⇒ Erklären Sie anhand Ihres eigenen sozialen Netzwerkes die Hausaufgabe. Zeichnen Sie hierzu als Modell Ihr soziales Netzwerk auf eine Wandzeitung.

⇒ Geben Sie Erarbeitungsblatt 4 „Soziales Netzwerk" und Fragenblatt 2 „Selbsthilfe" aus.

V. Variation

Besprechen Sie Möglichkeiten der Aktivitätsplanung mit den Tn/Kl. Geben Sie dazu das Informationsblatt 7 „Aktivitätsplanung" aus.

Sitzung 3: Krankheitsbewältigung II: Selbsthilfe

Informationsblatt 6: Sieben Regeln, die helfen können, Selbsthilfe im Alltag umzusetzen (nach Lutz, 1996)

1. Lassen Sie sich Zeit

Ihre Selbsthilfefähigkeiten entstehen nicht von heute auf morgen. Lassen Sie sich Zeit, um neue Aktivitäten zu entfalten oder vorhandene weiterzuentwickeln. Sie haben auch einige Zeit gebraucht, um sprechen oder laufen zu lernen. Wichtig erscheint, sich auf den Weg zu machen vom „passiven Patienten" zum „aktiven Partner".

2. Sich selbst Freiräume zugestehen

Chronisch Kranke meinen oft, sie hätten kein „Recht auf Freude" mehr, müßten sich unterordnen oder dürften keine eigenen Freiräume einfordern. Wer will sich schon als „Kranker" nachsagen lassen, er sei selbstsüchtig und nehme keine Rücksicht auf seine Umgebung. Um sich selbst zu helfen, kann es jedoch nötig sein, sich eigene Freiräume zu schaffen. Dies ist oft nur möglich, wenn Sie anderen Grenzen setzen.

3. Selbsthilfe geht nicht nebenbei

Aktivitäten zur Selbsthilfe sind nur dann sinnvoll, wenn Sie sich auch tatsächlich Zeit und Raum dafür reservieren. Sie sollten sich aus jedem Bereich zwei oder drei Aktivitäten heraussuchen und diese konsequent verfolgen. Dies läßt sich nicht mal eben nebenbei erledigen.

4. Jedem das Seine

Geschmack und Vorlieben sind individuell verschieden. So ist das auch mit aktiver Selbsthilfe. Jeder wird andere Aktivitäten für wichtig erachten. Überlegen Sie für sich persönlich, in welchen Bereichen Sie noch wenig aktiv sind und welche Aktivitäten Ihnen für Sie persönlich wichtig und sinnvoll erscheinen. Vielleicht kann es wichtig sein, Alternativen zu suchen und zu erproben.

5. Weniger ist mehr

Ein Mehr an Selbsthilfe bekommen wir nicht durch ein Mehr an Aktivitäten. Beginnen Sie zunächst lieber mit wenigen und kleineren Aktivitäten, führen Sie diese jedoch konsequent und regelmäßig durch. Auch sollten Sie Ihre Erwartungen und Ansprüche zunächst nicht allzu hoch setzen. Machen Sie kleine Schritte.

6. Selbsthilfeaktivitäten brauchen Erfahrung

Wo, wann und wie Sie selbst zu Ihrem Wohlbefinden beitragen können, müssen Sie lernen. Vielleicht ist es sogar spannend, schon ausgetretene Pfade zu verlassen und einmal etwas ganz Neues zu versuchen. Vielleicht müssen Sie eine Tätigkeit oder Aktivität zuerst mehrmals durchführen, um herauszufinden was Ihnen guttut.

7. Sich selbst helfen kann alltäglich sein

Meist sind keine besonderen Fähigkeiten nötig, um sich selbst zu helfen. Der Alltag bietet hier genug Möglichkeiten. Vielleicht sollten Sie versuchen, einen Tag mit besonders „offenen Augen und Ohren" zu verbringen und aufmerksam auf alle Situationen achten, in denen Sie selbst etwas zu Ihrem Wohlbefinden beitragen können.

Sitzung 3: Krankheitsbewältigung II: Selbsthilfe

Informationsblatt 7: Aktivitätsplanung

Aus dem Informationsblatt zur negativen Spirale wissen Sie, daß Sie oft gegen eine gedrückte Stimmung angehen können, indem Sie aktiv werden.

Verzweiflung und Mutlosigkeit sind meist Folgen einer negativen Sichtweise. Man kann mehr Freude gewinnen und Passivität überwinden, wenn diese negative Sichtweise überwunden und trotz des Gefühls der Energielosigkeit etwas unternommen wird. Zunächst muß Initiative entwickelt werden, dann geht es auch mit der Stimmung wieder besser. Die Erfahrung zeigt: Wenn man sich aufrafft, etwas zu tun, auch wenn einem nicht danach zumute ist, dann ist das der erste Schritt zur Besserung.

Oft ist zu beobachten, daß eine Person meint, durch Fenster putzen, Waschen usw. wäre sie schon genug aktiv; aber das stimmt nur zum Teil, denn diese Aktivitäten entstehen aus Fürsorge für andere, nicht aus Sorge um sich. Auch sind diese Tätigkeiten häufig wenig erfreulich und machen nur bedingt Spaß. Wichtig ist es, erfreuliche und angenehme Tätigkeiten zu finden.

Um Aktivitäten besser planen zu können, kann man sich eine Liste mit angenehmen und unangenehmen Tätigkeiten anlegen, die den Tag über erledigt werden müssen. Meist wird es schwerfallen angenehme Tätigkeiten zu finden. Aber auf einen Versuch kommt es an.

Der erwähnten Energielosigkeit kann gegengesteuert werden, indem eine Liste möglicher erfreulicher, angenehmer Aktivitäten und Tätigkeiten erstellt wird (z.B. ein angeregtes Gespräch führen, Spiele machen, ausgehen, einen Kinofilm ansehen, im Freien arbeiten usw.). Häufig sind solche erfreulichen Aktivitäten ganz von den unerfreulichen Folgen der Erkrankung oder vom Alltagstrott verdeckt. Wichtig ist nicht, daß die Tätigkeit etwas ganz Besonderes ist, sondern alleine, daß sie als angenehm oder positiv erlebt wird.

Dann können Tagespläne erstellt werden, das heißt, sie teilen den Tag in Stunden ein und machen eine Liste von Aktivitäten, die Sie zu jeder Stunde erledigen wollen. Dies geschieht am besten gemeinsam mit den Angehörigen oder Freunden. Für jeden Tag werden feste Aktivitäten eingeplant: notwendige Tätigkeiten, die man eben tun muß, um den Tagesablauf zu gewährleisten und Aktivitäten, die Freude bereiten, der Krankheit entgegenwirken bzw. der Teilnahme am sozialen Leben dienen. Ein wichtiger Punkt kann hier natürlich sein, an Treffen der Selbsthilfegruppen teilzunehmen.

Die folgenden Regeln können ihnen bei der Planung der Aktivitäten helfen

1. Planen Sie für die jeweils folgende Woche ganz grob, was Sie vorhaben.

2. Nehmen Sie sich für den nächsten Tag aber ganz bestimmte Aktivitäten vor, indem Sie auch den genauen Zeitpunkt und die Dauer festlegen. Die Aktivitätsplanung gehört natürlich auch dazu!

SITZUNG 3: KRANKHEITSBEWÄLTIGUNG II: SELBSTHILFE

3. Versuchen Sie möglichst zwischen notwendigen und angenehmen Aktivitäten abzuwechseln. Nach einer längeren notwendigen, aber nicht angenehmen Tätigkeit sollte in jedem Fall eine, wenn auch kurze, angenehme Aktivität folgen.

4. Planen Sie nie, wieviel Sie bewältigen wollen (z.B. alle Fenster putzen), sondern immer nur was und wie lange (z.B. eine Stunde Fenster putzen).

5. Bei Aktivitäten, die vom Wetter abhängig sind, ist es sinnvoll, andere Möglichkeiten in den Plan aufzunehmen, die vom Wetter unabhängig sind.

6. Eine Aktivität, die Sie nicht ausgeführt haben, darf nicht einfach auf den nächsten Tag verschoben, sondern sollte erst wieder in den Plan der folgenden Woche eingebaut werden. Eine Ausnahme gilt natürlich für ganz wichtige Erledigungen.

7. Natürlich können Sie den Plan auch ändern, wenn Sie z.B. überraschend Besuch bekommen.

8. Wenn Sie eine Tätigkeit früher als geplant erledigt haben, so beginnen Sie nicht gleich mit der nächsten geplanten Tätigkeit. Die überschüssige Zeit haben Sie zur freien Verfügung. Ruhen Sie sich aus oder tun Sie etwas besonders Schönes.

Zufriedenstellende angenehme Beschäftigungen sollten fester Bestandteil täglicher Aktivitäten sein.

Es ist hilfreich sich eine **Liste mit 20 möglichen Tätigkeiten** aufzuschreiben, die Freude machen bzw. zu Zufriedenheit führen können. Dabei sollten Sie insbesondere Dinge notieren, die Sie „immer schon mal machen wollten, sich aber nicht erlaubt oder getraut haben" oder „für die keine Zeit war".

Angenehme Aktivitäten und Zufriedenheitserlebnisse können sein: Fernsehen, Karten spielen, lachen, Puzzle, Kreuzworträtsel lösen, eine Dusche nehmen, zu einer Party gehen, ein Nickerchen machen, Schach oder Dame spielen, in einem Chor singen, Tagträumen, küssen, allein sein, fotografieren, Briefe erhalten oder schreiben, Radio hören, tanzen, in der Sonne sitzen, Tiere beobachten, angeln, etwas Neues lernen, Essen kochen, nähen, Musik hören, beten, Ruhe finden, seine Haare waschen, schmusen, zum Frisör gehen, Leute beobachten, Leuten zulächeln, eigensinnig sein, ein Buch lesen, Tiere beobachten, ausschlafen, Zeitschriften lesen, gut essen, jemandem helfen, schöne Kleidung tragen, den Himmel und die Wolken beobachten, mit Freunden reden, Einkaufen gehen, Leute besuchen, einem Hobby nachgehen, etwas entwerfen oder zeichnen, diskutieren, eine Blume oder Pflanze sehen oder riechen, barfuß laufen, stricken, häkeln, sticken, Gäste im Haus haben usw.

SITZUNG 3: KRANKHEITSBEWÄLTIGUNG II: SELBSTHILFE

Meine 20 Aktivitäten:

1. _____   11. _____

2. _____   12. _____

3. _____   13. _____

4. _____   14. _____

5. _____   15. _____

6. _____   16. _____

7. _____   17. _____

8. _____   18. _____

9. _____   19. _____

10. _____   20. _____

SITZUNG 3: KRANKHEITSBEWÄLTIGUNG II: SELBSTHILFE

Fragenblatt 2: Selbsthilfe

1. Welche Möglichkeiten sehen Sie, angenehme oder liebgewordene Interessen und Aktivitäten weiterzuführen oder auszubauen?

2. Welche körperlichen Aktivitäten können Sie ausüben, um sich fitzuhalten?

3. Was können Sie tun, um sich geistig fitzuhalten?

4. Was können Sie zu Ihrer Gesundheit beitragen?

5. Warum sind Aktivitäten wichtig, die Zufriedenheit auslösen?

6. Welche angenehmen Tätigkeiten kennen Sie?

7. Wie können Sie Zufriedenheit lernen?

8. Nennen Sie fünf Möglichkeiten, wie Sie sich entspannen können?

9. Bei welchen Gedanken würde es Ihnen nützen, weiterführend zu denken?

Sitzung 3: Krankheitsbewältigung II: Selbsthilfe

Erarbeitungsblatt 4: Soziales Netzwerk

Bitte tragen Sie innerhalb der Kreise ein, zu welchen Personen Sie soziale Kontakte haben.

Dabei läßt sich die Bedeutung der Personen durch die Entfernung von der eigenen Person kennzeichnen. So werden Personen, zu denen man eher einen engen Kontakt hat bzw. die einem nahestehen, in den engeren Kreis gezeichnet, die Personen, die einem wichtig sind in den mittleren und so weiter. Dabei läßt sich auch die persönliche Beziehung zu diesen Personen noch bewerten. Verwenden Sie zum Beispiel die Farbe „rot" für eher negative Beziehungen und „blau" für eher positive.

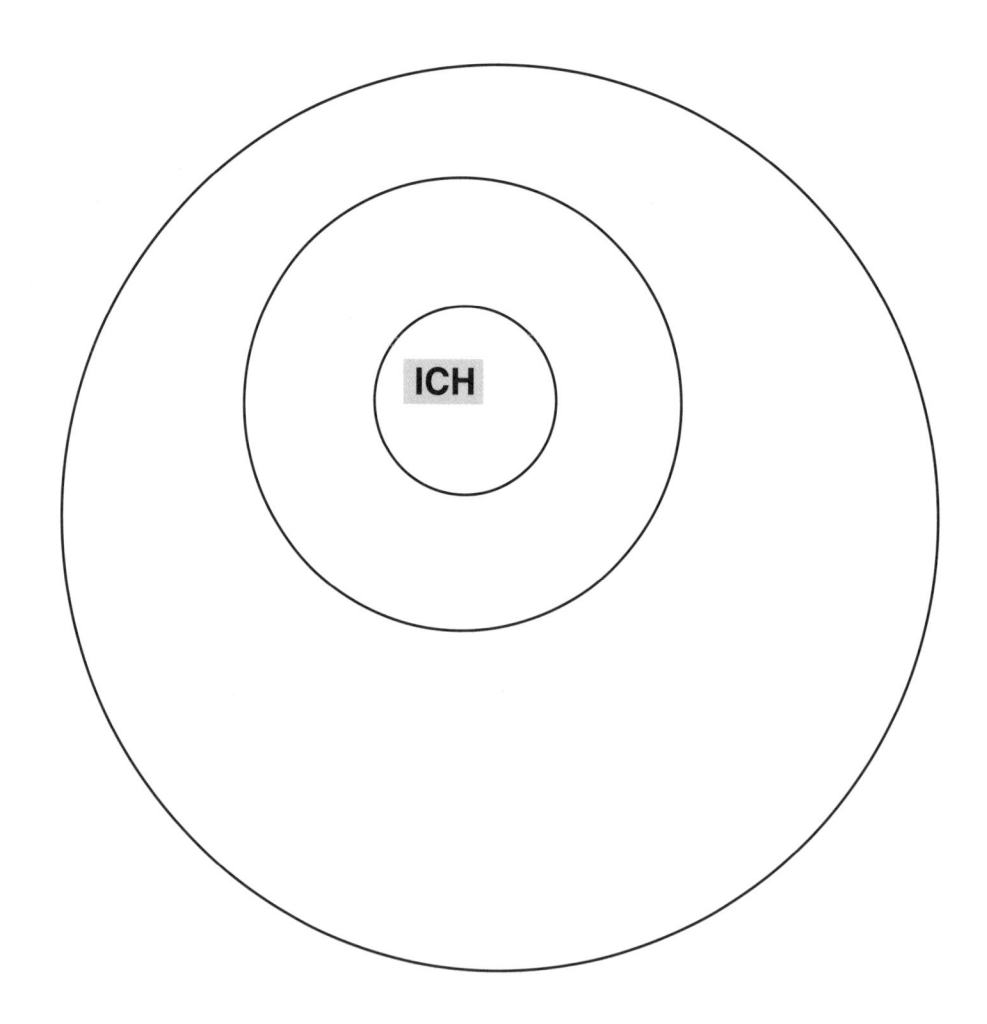

Sitzung 4: Krankheitsbewältigung – Soziales Netz

1. Hintergrundinformationen

Verschiedene Untersuchungen belegen, daß bis heute in der Bevölkerung falsche Vorstellungen über Epilepsie vorhanden sind. Glücklicherweise sind diese Vorurteile im Abnehmen begriffen. Vor allem junge Menschen haben deutlich geringere Vorurteile. Trotzdem berichten Anfallskranke, daß andere die Epilepsie als Geisteskrankheit verkennen bzw. meinen, daß Epilepsie mit einer verminderten Intelligenz oder geistigem Abbau einhergeht. Auch daß ein Mensch mit Epilepsie in mancher Hinsicht nicht den vordergründigen gesellschaftlichen Idealen (er darf nicht Auto fahren, nicht unbegrenzt Alkohol trinken, bestimmte Tätigkeiten nicht ausführen, kann nicht alle Aktivitäten mitmachen) entspricht, führt zu Vorurteilen. Und neben sämtlichen Einschränkungen und Problemen, welche die Krankheit Epilepsie für die Betroffenen mit sich bringt, gibt es wohl keine andere Krankheit, bei der die Betroffenen so häufig mehr unter diesen Vorurteilen und dem Verhalten ihrer Mitmenschen leiden als unter der Krankheit selbst. Die Angst vor dem nächsten Anfall besteht bei vielen weniger in der Sorge um Verletzungen, als in der Furcht vor der Reaktion etwaiger Zeugen, vor Diskriminierung und Ausgrenzung. Viele Betroffene haben auch das Gefühl, sie würden der Gemeinschaft zur Last fallen. Auch fürchten sie, abgelehnt zu werden, da sie in der Regel während eines Anfalls nicht gerade attraktiv aussehen, sich nicht unter Kontrolle haben und eben zeitweise nicht so sind wie die anderen.

Die Gesamtheit der Beziehungen, die eine Person zu einer anderen unterhält, bildet ihr soziales Netzwerk. Die Qualität des sozialen Netzwerkes bestimmt das Ausmaß an sozialer Geborgenheit. Hierbei ist vor allem das Vorhandensein einer oder mehrerer guter, enger Beziehungen wichtig. Bei Menschen mit Epilepsie sind die sozialen Kontakte häufig aufgrund der beschriebenen Faktoren auf das Familiensystem beschränkt. Allerdings werden im sozialen Kontakt Ablehnungen deutlich überschätzt.

Literatur zur Vorbereitung:

Austin, J.K. & Boer, H.M. de (1997). Disruption in Social Functioning and Services Facilitating Adjustment for the Child and Adult. In J. Engel & T. A. Pedley (Eds.), *Epilepsy: A Comprehensive Textbook.* Philadelphia: Lippincott-Raven.

Hermann, B.P. (1992). The Relevance of Social Factors to Adjustment in Epilepsy. In O. Devinsky & W.H. Theodore (Eds.), *Epilepsy and Behavior.* New York: Wiley-Liss.

Scrambler, G. & Hopkins, A. (1986). Being Epileptic: Coming to Terms with Stigma. *Social Health Illness, 8,* 26-43.

SITZUNG 4: KRANKHEITSBEWÄLTIGUNG – SOZIALES NETZ

Thorbecke, R. & Rating, D. (1996). Was denkt man über Epilepsie? *Epilepsie-Blätter, 9,* 71-75.

Trostle, J.A. (1997). Social aspects: Stigma, Beliefs and Measurement. In J. Engel & T.A. Pedley (Eds.), *Epilepsy: A Comprehensive Textbook.* Philadelphia: Lippincott-Raven.

2. Ziele

Die Tn/Kl sollen:
- weitere eigene Ressourcen entdecken
- wahrnehmen, daß sie in ein soziales Netzwerk eingebunden sind
- die Art und Bedeutung sozialer Unterstützung für Bewältigung kennen
- erfahren, daß sie aktiv Einfluß auf ihr soziales Umfeld haben und es gemäß ihren Wünschen umgestalten können
- darüber nachdenken, daß zur Umgestaltung des sozialen Netzwerkes eine Reflexion über eigene Wünsche, Fähigkeiten, aber auch Schwierigkeiten im Umgang mit anderen Menschen hilfreich ist

3. Inhalte

1. Wiederholung der vergangenen Stunde und Ziele der heutigen Sitzung
2. Soziales Netzwerk
3. Arten sozialer Unterstützung
4. Selbsthilfe zur sozialen Unterstützung
5. Hausaufgabe
6. Ausblick auf die folgende Sitzung

4. Materialien

- Informationsblatt 8: „Soziale Unterstützung"
- Fragenblatt 3: „Soziale Fähigkeiten"
- Erarbeitungsblatt 5: „Meine Ziele für das nächste halbe Jahr"
- Wandzeitung mit den vier Teilbereichen sozialer Unterstützung
- Wandzeitung mit Krankheitsmodell „Epilepsie"
- Stifte, Edding-Stifte, Flip-Chart und Papier für Flip-Chart, Metaplankarten
- Briefumschläge entsprechend der Tn-Zahl

SITZUNG 4: KRANKHEITSBEWÄLTIGUNG – SOZIALES NETZ

5. Ablauf

I. Wiederholung der vergangenen Sitzung und Ziele der heutigen Sitzung

⇒ Wiederholen Sie die Inhalte der vergangenen Sitzung. In der vergangenen Sitzung wurden:

- *Möglichkeiten zur Selbsthilfe besprochen. (Welche Möglichkeiten gibt es, um besser mit Epilepsie zurechtzukommen?)*
- *Jeder der Tn/Kl sollte eigene Selbsthilfefähigkeiten entwickeln. (Wie kann ich mir selbst helfen, um besser mit Epilepsie zu leben?)*
- *Die psychosoziale Selbsthilfe wurde als möglicher eigener aktiver Beitrag dargestellt.*

⇒ Stellen Sie die Ziele der heutigen Sitzung dar:

- *Mein persönliches soziales Netz*
- *Soziale Unterstützung: Was ist das?*
- *Wie kann ich Einfluß auf mein soziales Umfeld ausüben?*

⇒ Visualisieren Sie die Ziele auf einer Wandzeitung

II. Soziales Netzwerk

● *Erarbeitungsteil*

Anhand des Erarbeitungsblattes 4 „Soziales Netz" werden mit den Tn/Kl Bereiche sozialer Beziehungen analysiert.

⇒ Visualisieren Sie zwei verschiedene Netzwerke von Tn/Kl auf einer Wandzeitung. Werden die Sozialbeziehungen anhand eines Beispiels auf einer Wandzeitung dargestellt, so läßt sich „auf einen Blick" erkennen, woher die wichtigsten positiven und negativen Zuwendungen stammen, wie sie einander ergänzen und wo sie weiterzuentwickeln sind.

⇒ Besprechen Sie mit den Tn/Kl die sozialen Netze.
Hilfreiche Zurufragen sind:
- Wie sieht Ihr soziales Netz aus?
- Welche Personen stehen Ihnen nahe?
- Sind Sie mit Ihrem sozialen Netz zufrieden?
- Haben Sie genügend Freunde, Bekannte?
- Wie ist Ihre Beziehung zu Kollegen, Nachbarn?
- Gibt es Unterschiede in der Zufriedenheit bezogen auf Familie, Freunde, Bekannte, Arbeitskollegen?
- Zu wem möchten Sie Ihre Kontakte intensivieren?

Sitzung 4: Krankheitsbewältigung – Soziales Netz

● *Informationsteil*

⇒ Erläutern Sie die wichtigsten Aspekte sozialer Unterstützung:
- *Wir alle sind in einem sozialen Netzwerk eingebunden. Dieses soziale Netz können wir aktiv gestalten.*
- *Freunde in der Not sind wichtig. Bei länger dauernden Krankheiten sind Freunde, Partner und Familienangehörige oft Trostspender. Emotionaler Rückhalt und Geborgenheit in einem sozialen Gefüge helfen bei der Erhaltung der Gesundheit.*
- *Jeder Mensch hat dabei sein eigenes, persönliches soziales Netz.*
- *Auch die Zufriedenheit mit seinem sozialen Netz ist ganz unterschiedlich: Manche sind mit einem guten Freund zufrieden, andere benötigen mehrere Freunde. Manche Menschen haben nur wenige Bekannte, sind damit aber zufrieden, andere brauchen einen großen Freundes- und Bekanntenkreis.*
- *Wichtig ist, daß die Tn/Kl mit ihrem sozialen Netz zufrieden sind.*

III. Arten sozialer Unterstützung

Die Beziehungsformen lassen sich nicht nur grob in positiv oder negativ unterteilen. Vielmehr ist unser Sozialgefüge durch sehr differenzierte Strukturen gekennzeichnet. In dieser Arbeitseinheit sollen die Tn/Kl hierfür sensibilisiert werden. Mit den Tn/Kl soll erarbeitet werden, welche Erwartungen Sie an Ihre Umwelt (Familie, Freunde, Bekannte, Arbeitskollegen) haben, von wem sie welche Art sozialer Unterstützung erhalten können:

● *Erarbeitungsteil*

⇒ Unterteilen Sie die erarbeiteten soziale Netzwerke mit den Tn/Kl anhand der einzelnen Arten sozialer Unterstützung.

Hilfreiche Zuruffragen sind:
- Wie unterstützen Sie die Bezugspersonen?
- Wie helfen Ihnen diese einzelnen Personen?
- Was wünschen Sie sich von einzelnen Personen in Ihrem sozialen Netz?
- Welche Erwartungen haben Sie an Ihre Umgebung?

SITZUNG 4: KRANKHEITSBEWÄLTIGUNG – SOZIALES NETZ

⇒ Sammeln Sie die Möglichkeiten sozialer Unterstützung, Erwartungen und Wünsche auf einer Wandzeitung anhand eines Mind Maps.

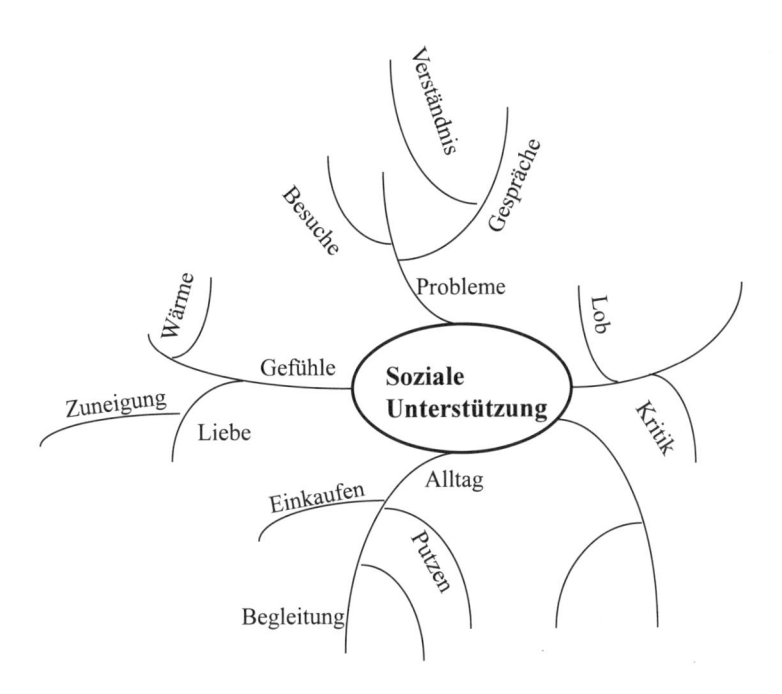

Mind Map: Soziale Unterstützung – Verständnis, Gespräche, Besuche, Probleme, Lob, Kritik, Wärme, Gefühle, Zuneigung, Liebe, Einkaufen, Alltag, Putzen, Begleitung

Mögliche Antworten sind:

- praktische Hilfe, z.B. Hol- und Bringdienste
- finanzielle Unterstützung
- Informationen, Tips
- Liebe, Zuneigung, Wärme, Sorge
- Hilfe bei Problemen, Gespräche, Besuche
- Selbständigkeit
- Verständnis
- Kritik, Lob
- Anerkennung
- Vertrauen

● *Informationsteil*

⇒ Erläutern Sie den Tn/Kl folgende Aspekte sozialer Netzwerke:

- *Oft wird sozialer Kontakt für selbstverständlich gehalten, ohne genauer darüber nachzudenken, wem wir begegnen, wie tief oder wie oberflächlich unsere Beziehungen gestaltet oder wie wichtig diese für uns sind.*

- *Mit der differenzierten Wahrnehmung von Sozialkontakten wird es auch möglich, einem „Ausbrennen" von Beziehungen entgegenzuarbeiten, denn es wird die Aufmerksamkeit für unterschiedliche Zuwendungsformen geschult.*

SITZUNG 4: KRANKHEITSBEWÄLTIGUNG – SOZIALES NETZ

Besprechen Sie Arten sozialer Unterstützung:

⇒ Ergänzen Sie ggf. die Möglichkeiten sozialer Unterstützung im Mind Map:

- *Emotionale Unterstützung: z.B. Zuneigung, Umsorgen, Einfühlungsvermögen und Vertrauen, Unterstützung durch Gespräche, Besuche, Telefonate.*
- *Unterstützung durch Einschätzung: z.B. negative oder positive Rückmeldung über Gedanken, Verhaltensweisen usw.*
- *Instrumentelle Unterstützung: z.B. direkte konkrete Hilfsmaßnahmen wie Erledigung von Einkäufen, Hilfen bei der Hausarbeit, Hilfe bei der Essenszubereitung, Erledigung von Ämtergängen, Betreuung der Kinder, Ein- springen im Krankheitsfall, finanzielle Unterstützung.*
- *Unterstützung durch Informationen: z.B. Tips, gute Ratschläge, „Hilfe zur Selbsthilfe", nützliche Informationen.*

IV. Selbsthilfe zur sozialen Unterstützung

● *Erarbeitungsteil*

⇒ Sammeln Sie Verhaltensweisen, welche die Tn/Kl zeigen können, um Unterstützung von ihrer Umgebung zu erhalten.

Hilfreiche Zuruffragen sind:
- Was können Sie selbst tun, um Unterstützung zu erhalten?
- Was können Sie selbst tun, um auf ihr soziales Netz Einfluß zu nehmen?

⇒ Visualisieren Sie diese auf einer Wandzeitung und ergänzen Sie die Antworten ggf. durch folgende Punkte:

Soziales Umfeld

- Kontakte schaffen, aufrechterhalten und lösen können
- eigene Wünsche und Bedürfnisse äußern können
- die eigenen Gefühle äußern können, Nein-Sagen können, Rechte einfordern
- Kritik äußern und annehmen können, sich abgrenzen können
- Hilfe geben – um Hilfe bitten, Unterstützung anbieten, wo es möglich ist (Geben und Nehmen)
- mit offenen Augen und Ohren umhergehen, offen sein, auch für die Sorgen und Nöte der anderen
- meine Selbständigkeit immer wieder einfordern
- gemeinsame Interessen mit anderen finden
- Kontakte hegen und pflegen, in Vereine eintreten, Selbsthilfegruppen aufsuchen
- sich bei sozialen Organisationen engagieren

Sitzung 4: Krankheitsbewältigung – Soziales Netz

Sich möglicher Ablehnung bewußt sein, die Häufigkeit von ablehnenden Reaktionen aber nicht überbewerten. Ablehnung beruht oft auf Unkenntnis!

Partnerschaft:
- über die Erkrankung sprechen
- Gefühle nicht verstecken, Gefühle mitteilen
- eigene Wünsche und Bedürfnisse kennen und äußern
- Probleme nicht verleugnen
- eigene Selbständigkeit stärken
- aktiv bleiben, nicht in eine „Krankenrolle" hineinrutschen
- Hilfe anbieten, wo möglich – Hilfe annehmen, wo nötig
- auf Partner zugehen
- gemeinsam Dinge tun (z.B. Konzertbesuch, Essen gehen, Reisen)

Epilepsie betrifft nicht nur die Tn/Kl, sondern die ganze Familie. Manchmal kann es daher notwendig sein, fachliche (psycho-)therapeutische Hilfe in Anspruch zu nehmen.

⇒ Geben Sie nun das Informationsblatt 8 „Soziale Fertigkeiten" aus.

● *Informationsteil*

⇒ Erläutern Sie zusammenfassend die folgenden Punkte:
- *Der Einfluß der Umgebung auf eine erfolgreiche Bewältigung ist sehr groß, denn es ist z.B. alles leichter zu ertragen, wenn man Menschen findet, bei denen man sich aussprechen kann, die einen verstehen und akzeptieren.*
- *Auch haben alle Menschen einen starken Wunsch nach Anerkennung und Selbständigkeit. Wird man jedoch als krank angesehen, traut einem niemand mehr etwas zu. Werden nur noch die eigenen Mängel und Behinderungen gesehen, dann erlebt man sich als nutzlos, als eine Belastung und verliert den Mut. Viele Menschen mit Epilepsie berichten, daß sie selbstbestimmt leben und nicht bevormundet werden wollen.*
- *Wir stellen hier Ihre eigenen Fähigkeiten und Fertigkeiten in den Vordergrund. Deshalb ist es wichtig darauf zu achten, daß Sie lernen, wie sie sich selbst aktiv Sozialkontakte schaffen bzw. bestehende Kontakte verbessern können. „Soziale Unterstützung" ist kein passiver Vorgang, sondern bedarf Ihres aktiven Handelns. Soziale Unterstützung muß oft selbst erarbeitet werden! Hierzu müssen Sie Ihre sozialen Fähigkeiten nutzen (Hinweis auf erarbeitete Fähigkeiten).*

V. Selbsthilfe

Zum Abschluß des ersten Trainingsteils sollen die Tn/Kl festlegen, was Sie im nächsten halben Jahr in den einzelnen Selbsthilfebereichen für sich konkret erreichen möchten.

Sitzung 4: Krankheitsbewältigung – Soziales Netz

⇒ Teilen Sie das Erarbeitungsblatt 5 aus. Fordern Sie die Tn/Kl auf in Stillarbeit, für die einzelnen Bereiche konkrete Schritte zu notieren, die sie im nächsten halben Jahr in den Bereichen unternehmen werden.

⇒ Teilen Sie Briefumschläge aus und bitten Sie die Tn/Kl, die Erarbeitungsblätter in die Briefumschläge zu stecken. Lassen Sie die Tn/Kl ihre Adressen auf den Umschlägen notieren.

Erklären Sie den Tn/Kl, daß

- *ihnen die Briefe in einem halben Jahr zugeschickt werden,*
- *die Briefe als Erinnerung an ihre Vorhaben dienen, da*
- *„unerledigte Dinge" meist nicht vergessen werden. So erinnern sich Kellner so lange an die Speisen und Getränke der Gäste, bis diese bezahlt haben.*

⇒ Sammeln Sie die Briefe ein.

VI. Hausaufgabe

Da dies die letzte Sitzung unter dem Hauptthema „Krankheitsbewältigung" ist, wird keine Hausaufgabe gegeben. Das Fragenblatt 3 „Soziale Umwelt" soll trotzdem bearbeitet werden.

⇒ Verteilen Sie das Fragenblatt 3 „Soziale Umwelt".

VII. Ausblick auf die folgende Sitzung

⇒ Geben Sie einen Ausblick auf die folgende Sitzung:
- *In den vergangenen Sitzungen wurden Möglichkeiten zur Selbsthilfe in den Bereichen „Körperliche Ursachen und Veränderungen" und „Beeinträchtigung" aufgezeigt.*
- *Durch die Stärkung der Selbsthilfe sollen vor allem einer Verschlechterung der emotionalen Befindlichkeit, der Motivation und des Antriebs entgegengewirkt werden.*
- *Es soll dadurch die innere Balance gestärkt werden.*
- *Der folgende zweite Teil des Trainings beschäftigt sich damit, wie man sich gegen Benachteiligungen zur Wehr setzen bzw. ihnen vorbeugen kann.*
- *Der zweite Teil bezieht sich auf den Bereich „Benachteiligung" in unserem Modell (Bezug zum Modell Epilepsie herstellen). Hier sollen soziale Fähigkeiten gestärkt und damit Aktivitäten und die soziale Integration gesteigert werden. Ziel ist es, psychosoziale Benachteiligungen zu verringern.*

SITZUNG 4: KRANKHEITSBEWÄLTIGUNG – SOZIALES NETZ

Informationsblatt 8: Soziale Fähigkeiten

1. Soziale Fähigkeiten

Zu unseren sozialen Fähigkeiten gehören:
- Kontakte schaffen, aufrechterhalten und lösen können
- eigene Wünsche und Bedürfnisse äußern können
- die eigenen Gefühle äußern können
- Nein-Sagen können
- Kritik äußern und annehmen können
- Hilfe geben können

(nach Pfingsten & Hinsch, 1991)

2. Unterstützung annehmen und geben

„Soziale Unterstützung" kann aufgeteilt werden in:

Emotionale Unterstützung: z.B. Zuneigung, Umsorgen, Einfühlungsvermögen und Vertrauen, Unterstützung durch Gespräche, Besuche, Telefonate.

Unterstützung durch Einschätzung: z.B. negative oder positive Rückmeldung über Gedanken, Verhaltensweisen usw.

Instrumentelle Unterstützung: z.B. direkte konkrete Hilfsmaßnahmen wie Erledigung von Einkäufen, Hilfen bei der Hausarbeit, Hilfe bei der Essenszubereitung, Erledigung von Ämtergängen, Betreuung der Kinder, Einspringen im Krankheitsfall, finanzielle Unterstützung.

Unterstützung durch Informationen: z.B. Tips, gute Ratschläge, „Hilfe zur Selbsthilfe", nützliche Informationen.

(nach Faltermann, 1987)

Sitzung 4: Krankheitsbewältigung – Soziales Netz

Selbsthilfemöglichkeiten in den Bereichen

Soziales Umfeld

- Kontakte schaffen, aufrechterhalten und lösen können
- soziale Fähigkeiten verbessern (eigene Wünsche und Bedürfnisse äußern können, meine Rechte einfordern, Kritik äußern und annehmen können, Fehler eingestehen können)
- sich abgrenzen können (z.B. Nein-Sagen können)
- offen sein, auch für die Sorgen und Nöte der anderen: Hilfe geben – um Hilfe bitten
- Unterstützung anbieten, wo es möglich ist (Geben und Nehmen)
- meine Selbständigkeit immer wieder einfordern
- gemeinsame Interessen mit anderen finden
- Kontakte hegen und pflegen (z.B. Verabredungen einhalten, von sich aus auf andere zugehen, sich immer mal wieder melden, telefonieren, Briefe schreiben)
- in Vereine eintreten
- Selbsthilfegruppen aufsuchen
- sich bei sozialen Organisationen engagieren (z.B. Kirche, Dritte-Welt-Initiativen, Umweltverbände)
- sein Umfeld über Epilepsie aufklären, Sprachlosigkeit überwinden (wie soll man mir bei Anfällen helfen?)

Sich möglicher Ablehnung bewußt sein, die Häufigkeit von ablehnenden Reaktionen aber nicht überbewerten. Ablehnung beruht oft auf Unkenntnis!

Partnerschaft

- über die Erkrankung und die Probleme miteinander reden
- Gefühle nicht verstecken, Gefühle mitteilen, über Gefühle sprechen
- eigene Wünsche und Bedürfnisse kennen und äußern
- Probleme nicht verleugnen, sondern gemeinsam versuchen zu lösen
- eigene Selbständigkeit stärken – Verantwortung für sich selbst soweit wie möglich übernehmen
- aktiv bleiben
- nicht in eine „Krankenrolle" hineinrutschen
- Hilfe anbieten, wo möglich – Hilfe annehmen, wo nötig
- auf Partner zugehen (z.B. nach seinen Sorgen fragen)
- gemeinsam Dinge tun (z.B. Konzertbesuch, Essen gehen, Reisen)

Epilepsie betrifft nicht nur die Tn/Kl, sondern die ganze Familie. Manchmal kann es daher notwendig sein, fachliche (psycho-)therapeutische Hilfe in Anspruch zu nehmen.

Sitzung 4: Krankheitsbewältigung – Soziales Netz

Fragenblatt 3: Soziale Umwelt

1. Auf welche Personen können Sie zählen?

2. Welche Ihnen nahestehenden Menschen unterstützen Sie bei seelischen Problemen?

3. Von wem können Sie Hilfe im Alltag erhalten?

4. Von wem können Sie Tips und Informationen erhalten?

5. Auf welche Art und Weise helfen Sie anderen Menschen?

6. Was können Sie tun, um Unterstützung von anderen Menschen zu erhalten?

Sitzung 4: Krankheitsbewältigung – Soziales Netz

Erarbeitungsblatt 5: Meine Ziele für das nächste halbe Jahr

Für mich

___

Familie/Partnerschaft

___

Gesundheit

___

Soziale Kontakte

___

Sonst für mich Wichtiges

___

Sitzung 5: Soziale Kompetenz I

1. Hintergrundinformationen

Soziale Schwierigkeiten stellen in vielen Untersuchungen zentrale Probleme für Menschen mit Epilepsie dar. Eigene Untersuchungen zeigen, daß Probleme im Beruf und in zwischenmenschlichen Kontakten am häufigsten beklagt werden. Finanzielle oder familiäre Probleme sind dagegen weniger häufig. Dazu stehen psychische Probleme eher mit sozialen Schwierigkeiten in Beziehung als mit somatischen Faktoren wie Anfallsart oder Anfallshäufigkeit.

Um die Information über die Erkrankung im sozialen Kontakt verantwortlich steuern zu können, ist es von entscheidender Bedeutung, kompetent, „über seine Erkrankung sprechen" zu können. Nur so ist ein wirkliches „Informationsmanagement" im Dienste einer Stigma-Abwehr möglich.

Trotz guter Kenntnis über Epilepsie ist es für viele schwierig, ihre Erkrankung völlig Unkundigen mit einfachen Worten zu erläutern. Oft meiden Betroffene eine offene Aufklärung, weil sie meinen, damit den Vorurteilen und dem verletzenden Verhalten anderer entgehen zu können. Meist ist dies jedoch nur möglich, wenn sie sich weitgehend von sozialen Aktivitäten und Kontakten zurückziehen. Will man sich jedoch behaupten und mithelfen, den Vorurteilen entgegen zu wirken, ist eine Aufklärung notwendig. Jedes noch so kurze Aufklärungsgespräch ist ein wichtiger Schritt in diese Richtung.

Aufklärung ist auch notwendig, weil die Anfälle sehr auffällig und damit für andere sichtbar sein können. Den meisten Menschen mit Epilepsie ist dies peinlich und sie getrauen sich aufgrund der Anfälle nicht unter Leute. Es entstehen leicht Befürchtungen, für „betrunken" oder nicht ganz „normal" gehalten zu werden. Hier kann eine kurze und prägnante Klärung der Situation unmittelbar angst- und streßmindernd wirken.

Ein vorbeugendes Ansprechen der Epilepsie (Präventives Offenbaren) gibt den Betroffenen beispielsweise die Gelegenheit, die Bedeutung ihrer Anfälle zu bagatellisieren, ihre Epilepsie als rein medizinisches Problem darzustellen oder durch gezielte Aufklärung möglichen Vorurteilen entgegenzutreten.

Eine Aufklärung kann helfen, eine richtige und situationsangepaßte Hilfe bei Anfällen zu erhalten. Gerade Personen, die den von der Krankheit Betroffenen nicht näher kennen, sind oft dankbar für eine kurze Aufklärung über den Sachverhalt – allerdings nur, wenn sie mehr erfahren als den diagnostischen Begriff „Epilepsie", denn das erklärt für den Laien im Grunde nichts.

Deshalb hat es sich bewährt, wenn sich die Betroffenen für unterschiedliche Klassen von Situationen Standardformulierungen zurechtlegen, mit denen sich die Besonder-

Sitzung 5: Soziale Kompetenz I

heiten der Erkrankung in kurzer und für den Beobachter verständlicher Weise erläutern lassen. Die „richtige" Art und Weise ein Aufklärungsgespräch zu führen, gibt es nicht. Jeder Tn/Kl muß seinen persönlichen Stil finden, der ihm hilft, sich wohl zu fühlen (Informationskontrolle).

Jedoch sollen Menschen mit Epilepsie die Entscheidung, Ihre Erkrankung anzusprechen sorgfältig abwägen und für jede Situation das Für und Wider gegenüberstellen. So haben sie die Möglichkeit aktiv ihre sozialen Beziehungen mitzugestalten.

Literatur zur Vorbereitung:

Becker, M. (1994). Arbeits- und Sozialrecht bei Epilepsie. *Epilepsie-Blätter, 7,* 75-83.

Tröster, H. (1995). Wann sprechen Anfallskranke ihre Krankheit an? Zur Informationskontrolle bei Menschen mit Epilepsie. *Zeitschrift für Medizinische Psychologie, 4,* 27-36.

Tröster, H. (1997) Disclose or Conceal? Strategies of Information Management in Persons with Epilepsy. *Epilepsia 38,* 1227-1237.

Steinmeyer, H.D. & Werner, C. (1994). *Rechtsfragen bei Epilepsie.* Hamburg: Stiftung Michael (Anschrift: Stiftung Michael Münzkamp 5, 22339 Hamburg).

Wohlfarth, R. (1996). Ich erkläre meine Krankheit. In U. Schuster (Hrsg.), *Lauter Stolpersteine: Über's Leben mit Epilepsie.* Tübingen: Attempo.

2. Ziele

Die Tn/Kl sollen:
- über ihre Erkrankung sprechen können
- die wesentlichen medizinischen Aspekte ihrer Erkrankung kennen
- die eigene Einstellung zur Erkrankung bewußt machen können

3. Inhalte

1. Ziele der heutigen Sitzung
2. Gründe für die Aufklärung
3. Das Aufklärungsgespräch
4. Ausblick auf die folgende Sitzung und Hausaufgabe

4. Materialien

- Fragenblatt 4: „Aufklärungsgespräch"
- Erarbeitungsblatt 5: „Über die Erkrankung sprechen"

Sitzung 5: Soziale Kompetenz I

- These auf Wandzeitung
- W-Fragen des Aufklärungsgesprächs auf Wandzeitung
- Sechs zentrale Aspekte des Aufklärungsgesprächs auf Wandzeitung
- Stifte, Edding-Stifte, Flip-Chart und Papier für Flip-Chart, Metaplankarten

5. Ablauf

I. Ziele der heutigen Sitzung

Heute wird mit dem zweiten Teil des Kompetenztrainings begonnen. Dieser Teil beschäftigt sich damit, wie man sich gegen Benachteiligungen zur Wehr setzen bzw. ihnen vorbeugen kann. Der zweite Teil bezieht sich auf den Bereich „Benachteiligung" in unserem Modell. Hier sollen soziale Fähigkeiten gestärkt und damit Aktivitäten gesteigert und die soziale Integration befördert werden. Ziel ist es, psychosoziale Benachteiligungen zu verringern.

⇒ Erläutern Sie unter Bezugnahme auf das Rahmenmodell Epilepsie die folgenden Ziele der heutigen Sitzung:
- *soziale Fähigkeiten stärken*
- *lernen, über die Erkrankung zu sprechen*
- *wissen, warum, wann, wo und wie ein Aufklärungsgespräch geführt werden sollte.*

⇒ Visualisieren Sie die Ziele auf einer Wandzeitung

II. Gründe für eine Aufklärung

● *Erarbeitungsteil*

⇒ Stellen Sie folgende These auf einer Wandzeitung dar:

„Andere über meine Erkrankung aufzuklären ist wichtig."

trifft voll zu ++	trifft zu trifft +	nicht zu -	trifft überhaupt nicht zu --

⇒ Bitten Sie die Tn/Kl zur These Stellung zu nehmen, indem die Tn/Kl einen Klebepunkt in einem der Kästchen anbringen. Sammeln Sie auf einer Wandzeitung Argumente für die Felder mit Punkten.

⇒ Geben Sie dazu das Fragenblatt 4 „Aufklärungsgespräch" aus.

● *Informationsteil*

⇒ Erläutern Sie mögliche Gründe, Mitmenschen über die Anfälle aufzuklären:
- *Aufklärung ist häufig notwendig, weil die Anfälle sehr auffällig und damit für andere sichtbar sind. Den meisten Menschen mit Epilepsie ist dies peinlich, und sie getrauen sich aufgrund der Anfälle nicht unter Leute. Es entstehen*

Sitzung 5: Soziale Kompetenz I

leicht Befürchtungen, für „betrunken" oder nicht ganz „normal" gehalten zu werden. Hier kann eine kurze und prägnante Klärung der Situation unmittelbar angst- und streßmindernd wirken.

- *Auch am Arbeitsplatz oder im Bekanntenkreis kann eine Aufklärung notwendig sein, um eine richtige und situationsangepaßte Hilfe bei Anfällen zu erhalten. Gerade Personen, die den von der Krankheit Betroffenen nicht näher kennen, sind oft für eine kurze Aufklärung über den Sachverhalt dankbar – allerdings nur, wenn sie mehr erfahren als den diagnostischen Begriff „Epilepsie", denn das erklärt für den Laien im Grunde nichts.*

III. Das Aufklärungsgespräch

Anhand von fünf „W-Fragen" („Wem erzähle ich was, wie, wo und wann über meine Erkrankung?") werden die Inhalte eines Aufklärungsgesprächs besprochen. In dieser Sitzung werden die W-Fragen „wem" und „was" ausführlich erarbeitet.

- Fassen Sie die zentralen W-Fragen auf einer Wandzeitung zusammen.
- Sprechen Sie die Fragen „wo" und „wann" nur kurz an. Ggf. können Sie diese auch durch einen reinen Informationsteil ergänzen.
- Diskutieren Sie die anderen Fragen mit den Tn/Kl. Machen Sie zu den einzelnen Fragen jeweils ein Blitzlicht, um alle Tn/Kl in die Diskussion einzubeziehen.
- Visualisieren Sie die erarbeiteten Punkte zu den einzelnen W-Fragen als Mind Map.

1. Mit wem spreche ich über meine Krankheit?

● *Erarbeitungsteil*

⇒ Fordern Sie die Tn/Kl auf, sich zu überlegen, welche Personen aus Ihrem sozialen Netzwerk sie schon über ihre Erkrankung aufgeklärt haben. Ziehen Sie hierzu ggf. das Erarbeitungsblatt 4 „Soziales Netzwerk" aus der vierten Sitzung heran. Machen Sie ggf. zu den folgenden Zuruffragen ein Blitzlicht.

Folgende Zuruffragen können hilfreich sein:
- „Wem" haben Sie von Ihrer Krankheit erzählt?
- „Wem" haben Sie nichts erzählt?
- „Wer muß von Ihrer Erkrankung wissen?
- Gibt es Personen, bei denen eine Aufklärung leichter fällt?
- Bei welchen Personen fällt es schwerer?
- Welche Befürchtungen habe ich bei Personen, bei denen eine Aufklärung schwerfällt?

SITZUNG 5: SOZIALE KOMPETENZ I

Beispiel für ein Mind Map

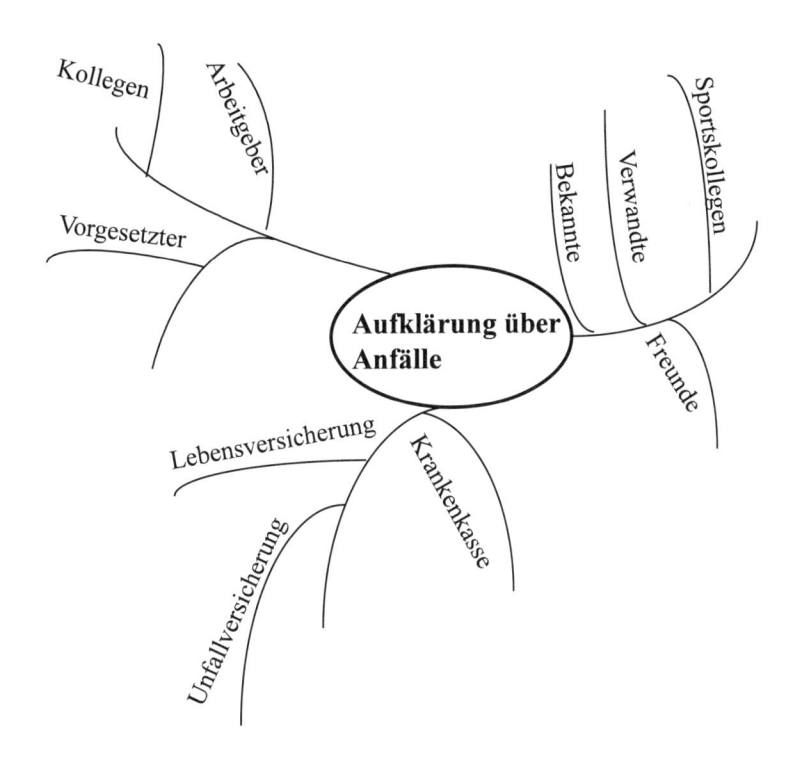

(Mind Map mit zentralem Knoten "Aufklärung über Anfälle" und Ästen: Kollegen, Arbeitgeber, Vorgesetzter, Bekannte, Verwandte, Sportskollegen, Freunde, Krankenkasse, Lebensversicherung, Unfallversicherung)

● ***Informationsteil***

⇒ Erläutern Sie folgende wichtigen Aspekte:

- *Es handelt sich um eine schwierige Frage. In den Diskussionen mit vielen Menschen mit Epilepsie entstanden sehr viele unterschiedliche Antworten.*
- *Werden Sie vom Arbeitgeber, z.B. anläßlich eines Vorstellungsgesprächs oder in einem Personalfragebogen nach Krankheiten gefragt, dann müssen Sie die Epilepsie nur dann angeben, wenn sie die Eignung für die vorgesehene Tätigkeit erheblich beeinträchtigt, z.B. durch Fremd-/Selbstgefährdung, mögliche finanzielle Verluste durch Fehlprogrammierung usw.*
- *Die Frage nach einem Schwerbehindertenausweis müssen Sie auf jeden Fall richtig beantworten.*
- *Auch wenn der Arbeitgeber nicht nach Krankheiten fragt, muß die Epilepsie angegeben werden, wenn vorauszusehen ist, daß die Ausübung der in Aussicht genommenen Tätigkeit wegen der Epilepsie erheblich eingeschränkt oder gar unmöglich ist, d.h. falls die Anfälle die Arbeitsleistung und das Unfallrisiko beeinflussen.*
- *Aufklärungspflicht besteht auch bei Krankenkassen (z.B. private Krankenkasse) und Versicherungen (z.B. Lebensversicherung).*
- *Lehrer und Lehrerinnen sollten umfassend über Art, Verlauf und Behandlungsstand der Anfälle aufgeklärt werden. Sonst werden kleinere Anfälle gar nicht beachtet und als Träumereien abgetan.*

Sitzung 5: Soziale Kompetenz I

- *Schwieriger ist die Frage „Wem will ich meine Epilepsie offenbaren?" zu beantworten, wenn es sich um Freunde, Bekannte, Arbeitskollegen oder Verwandte handelt. Hier gehen die Ansichten weit auseinander.*
- *Wer häufiger Anfälle hat, sollte auf jeden Fall die direkten Arbeitskollegen informieren. Auch Aufsichtspersonen von Sport-, VHS- oder ähnlichen Kursen sollten bei regelmäßiger Teilnahme aufgeklärt werden.*
- *Bei Reisen kann es notwendig sein, die Reiseleitung zu informieren.*
- *In allen anderen Fällen sind die Meinungen bei Betroffenen, Ärzten und Therapeuten geteilt. Die Spannbreite reicht von „niemand außer meiner Familie" bis hin zu „jeder der es wissen will". Die meisten Betroffenen würden es Familienmitgliedern, Freunden, engen Arbeitskollegen erzählen.*
- *Im Grundsatz gilt: Die meisten, mit denen Sie längere Zeit zusammen sind, sollten Sie über Ihre Erkrankung aufklären.*
- *Jeder einzelne bewältigt die vielfältigen Probleme, die mit der Frage des „Darüberredens" zusammenhängen auf seine eigene Art und Weise, so daß keine allgemeingültigen Antworten oder konkrete Ratschläge für das „richtige" Verhalten gegeben werden können. Wichtig erscheint, daß jeder einzelne für jede Situation sorgfältig abwägt, ob er andere Menschen über seine Erkrankung aufklärt.*

2. Was erzähle ich über meine Erkrankung

● *Erarbeitungsteil*

⇒ Gehen Sie hier schon in erste Rollenspiele über. Nehmen Sie bei einzelnen Tn/Kl, die Rolle des Aufzuklärenden ein (z.B. Arbeitskollegen, Reisebekanntschaft, Nachbar): „Stellen Sie sich vor, ich wäre nun Herr XY. Wie würden Sie mir Ihre Erkrankung erklären?" Stellen Sie weiterführende Fragen, wie zum Beispiel: „Was ist denn das: Epilepsie?"; „was ist denn die Ursache der Anfälle?"; „woran könnte ich genau erkennen, daß Sie einen Anfall haben?"; „was müßte ich denn tun, wenn ein Anfall kommt?".

Folgende Zuruffragen können für die Gruppendiskusssion hilfreich sein:
- Wie erkennen Außenstehende genau, daß Sie einen Anfall haben?
- Wie äußern sich Ihre Anfälle?
- Wie erklären Sie Ihre Erkrankung? Was ist Epilepsie?
- Wie soll sich jemand verhalten, wenn ich einen Anfall habe?
- Wissen Sie, wie man Ihnen im Anfall helfen soll?

⇒ Visualisieren Sie die wichtigsten Inhalte des Aufklärungsgespräches als Mind Map auf einer Wandzeitung.

Ein Beispiel für ein Mind Map findet sich auf der folgenden Seite.

SITZUNG 5: SOZIALE KOMPETENZ I

```
                                    Nachher?
        Was sieht man von              Ablauf
            außen?
                    Dauer      Anfall      Anzeichen
  Nicht weggehen   Arzt rufen?                Häufigkeit
         Hilfe
                  Aufklärung über
  Beobachten      meine Anfälle
                                                    Kurzschluß
  Zeitdauer   Vor Verletzung                        Aussetzer
              schützen              Epilepsie
   Ablauf                                       Gewitter im Kopf
          Ansprechen  Kleidung öffnen    Ursache
              Seitenlage
```

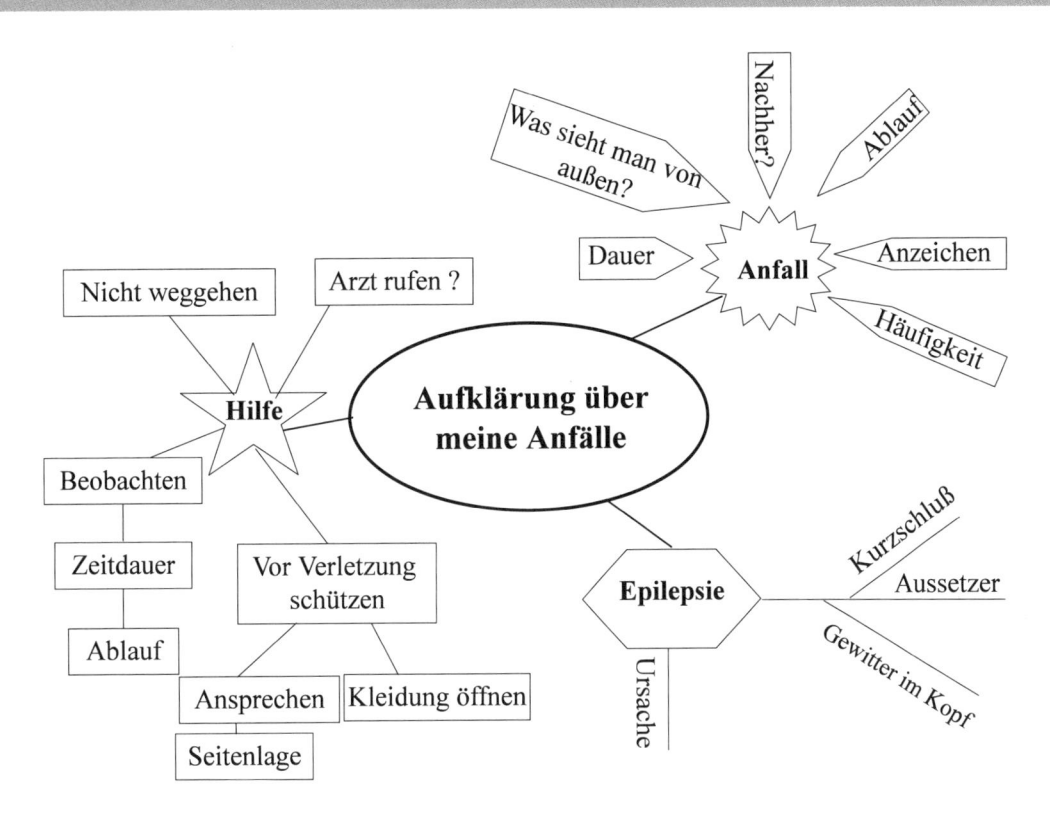

● *Informationsteil*

⇒ Fassen Sie die wichtigsten sechs inhaltlichen Aspekte eines Aufklärungsgesprächs zusammen:
  • *Woran kann jemand erkennen, daß ich einen Anfall habe?*
  • *Wie äußern sich meine Anfälle?*
  • *Wie soll sich jemand verhalten, wenn ich Anfälle habe?*
  • *Muß man mir in einem Anfall helfen?*
  • *Wie häufig können die Anfälle auftreten?*
  • *Was ist Epilepsie? Woher kommen die Anfälle?*

⇒ siehe Teil III: Anhang „Ich erkläre meine Krankheit"

3. Wo führe ich ein Aufklärungsgespräch?

● *Erarbeitungsteil*

⇒ Diskutieren Sie die Bedeutung der Situation, in der ein Aufklärungsgespräch geführt wird.

  Folgende Fragen können hilfreich sein:
  • Wo würde es Ihnen leichtfallen, ein Aufklärungsgespräch zu führen?
  • Wo würde es Ihnen schwerfallen?
  • Welche Situationen sind geeignet, jemanden aufzuklären?

● *Informationsteil*

⇒ Erläutern Sie die folgenden Punkte:

Sitzung 5: Soziale Kompetenz I

- *Am besten ist es natürlich, wenn Sie selbst den Ort bestimmten können, an dem Sie jemanden aufklären.*
- *Wichtig ist, daß Sie sich selbst an dem Ort, an dem Sie das Gespräch führen, einigermaßen wohl und sicher fühlen.*

⇒ Weitere Informationen entnehmen Sie dem Anhang „Ich erkläre meine Krankheit".

4. Wann führe ich ein Aufklärungsgespräch?

● *Erarbeitungsteil*

Diskutieren Sie die Bedeutung des Zeitpunktes, wann ein Aufklärungsgespräch geführt wird.

Folgende Fragen können hilfreich sein:
- Wann würde es Ihnen leichter fallen, ein Aufklärungsgespräch zu führen?
- Wann würde es ihnen schwerer fallen?

● *Informationsteil*

⇒ Erläutern Sie folgende Punkte:

- *Versicherungen und private Krankenkassen muß man beim Abschluß eines Vertrages sofort informieren, sonst besteht möglicherweise kein Versicherungsschutz.*
- *Bei Bewerbungen wird den Betroffenen geraten, nicht schon im Bewerbungsschreiben die Epilepsie zu erwähnen, sondern erst im Bewerbungsgespräch.*
- *Werden Sie vom Arbeitgeber, z.B. anläßlich eines Vorstellungsgespräches oder in einem Personalfragebogen nach Krankheiten gefragt, dann müssen Sie die Epilepsie nur dann angeben, wenn sie die Eignung für die vorgesehene Tätigkeit erheblich beeinträchtigt. Anfälle, die ohne Auswirkungen auf die vorgesehene Tätigkeit sind, müssen im Vorstellungsgespräch oder im Personalfragebogen nicht angegeben werden. Auch wenn der Arbeitgeber nicht nach Krankheiten fragt, muß die Epilepsie angegeben werden, wenn vorauszusehen ist, daß die Ausübung der in Aussicht genommenen Tätigkeit wegen der Epilepsie erheblich eingeschränkt oder gar unmöglich ist. Dem Arbeitgeber müssen aber nur solche Krankheitsinformationen gegeben werden, die im Hinblick auf die ausgeübte Tätigkeit bedeutsam sind.*
- *Bei schwierigen Gesprächen ist es gut, wenn man selbst den Zeitpunkt bestimmen kann. Dann kann man sich besser vorbereiten und sich die passenden Worte zurecht legen. Man kann dann selbst bestimmen, wie lange das Gespräch dauert, man steht nicht so unter Zeitdruck. Den Zeitpunkt zu bestimmen, kann auch bedeuten, Störungen zu vermeiden. Telefonklingeln, Störungen durch andere Personen sowie Hektik bringen viele Aufklärungsgespräche zum Scheitern.*

Sitzung 5: Soziale Kompetenz I

- *Versuchen Sie das Aufklärungsgespräch dann zu führen, wenn Sie genug Zeit zur Verfügung haben. Auf die Schnelle wird sich kein gutes Aufklärungsgespräch ergeben. Lassen Sie sich genug Zeit. Bringen Sie sich nicht unter Zeitdruck.*

⇒ Weitere Informationen entnehmen Sie dem Anhang „Ich erkläre meine Krankheit".

IV. Ausblick auf die folgende Sitzung und Hausaufgabe

⇒ Erläutern Sie die Hausaufgabe: Die Tn/Kl sollen ein Aufklärungsgespräch niederschreiben. Geben Sie dazu das Erarbeitungsblatt 5 „Aufklärungsgespräch" aus.

Legen Sie mit den einzelnen Tn/Kl fest, für welchen Gesprächspartner diese das Aufklärungsgespräch ausarbeiten wollen. Fragen Sie dies durch ein Blitzlicht ab. Weisen Sie die Tn/Kl darauf hin, ggf. beim Arzt bzw. bei Angehörigen nachzufragen, wie ihre Anfälle genau ablaufen.

⇒ Erläutern Sie den Inhalt der folgenden Sitzung: Es wird vor allem der Frage nachgegangen, wie die Tn/Kl ein Aufklärungsgespräch positiv gestalten können.

Sitzung 5: Soziale Kompetenz I

Fragenblatt 4: Aufklärungsgespräch

1. Welche Gründe gibt es für Sie, ein Aufklärungsgespräch zu führen?

2. "Wem" haben Sie von Ihrer Krankheit erzählt?

3. „Wem" haben Sie nichts erzählt?

4. Bei welchen Personen fällt Ihnen eine Aufklärung leichter?

5. Bei welchen Personen fällt es Ihnen schwerer?

6. Woran erkennen Außenstehende genau, daß Sie einen Anfall haben?

7. Wie erklären Sie Ihre Erkrankung? Was ist Epilepsie?

8. Wissen Sie, wie man Ihnen im Anfall helfen soll?

SITZUNG 5: SOZIALE KOMPETENZ I

Erarbeitungsblatt 6: Aufklärungsgespräch führen
(nach Pfingsten & Hinsch, 1991)

Wenn Sie durch die heutige Sitzung „experimentierfreudig und mutig" geworden sind:
- Suchen Sie sich eine Person aus, die Sie gerne über Ihre Erkrankung aufklären würden.
- Versuchen Sie, je nach Situation einen Dialog aufzubauen

Wer?
_____

Wo?
_____

Wann?
_____

Was?
_____
_____
_____
_____

Wenn Sie die Übung durchgeführt haben:
- Denken Sie bitte darüber nach, wie Sie sich vorher gefühlt haben.
- Sind Sie mit Ihrer Vorgehensweise zufrieden gewesen?
- Wie haben Sie sich nachher gefühlt?
- Wie hat die Person reagiert?

SITZUNG 6: Soziale Kompetenz II

1. Hintergrundinformationen

Die Ursachen selbstunsicheren Verhaltens bei Menschen mit Epilepsie sind noch nicht geklärt. Hauptursache für fehlende Selbstsicherheit ist nach unserer Erfahrung die Angst, von anderen abgelehnt zu werden. Aufgrund ihrer vielfach negativen Erfahrungen im sozialen Kontakt reagieren Menschen mit Epilepsie empfindlicher auf Nichtbeachtung oder Zurückweisung. Sie haben die („vermeintlichen") Erwartungen und Zuschreibungen der Umwelt in ihr eigenes Selbst- und Weltbild übernommen. So wird nicht ganz eindeutiges Verhalten von Personen der Umwelt („eine Kollegin spricht während der Pause nur sehr wenig") schnell im Sinne von Ablehnung verstanden („die mag mich nicht"). Die vorweggenommene Diskriminierung durch die Betroffenen selbst scheint dabei eine größere Rolle zu spielen als die tatsächlich erlebte Diskriminierung durch andere.

Menschen mit Epilepsie müssen sich sogar aufgrund der (objektiv vorhandenen) Diskriminierung, über das übliche Maß hinausgehend sozial kompetent verhalten, um der Spirale aus Stigmatisierung und Selbststigmatisierung zu entgehen.

Unser Verhalten wird meist von einem inneren Dialog begleitet, der eine Bewertung der Umwelt und/oder der eigenen Person beinhaltet. Dieser innere Dialog ist bei Menschen mit Epilepsie durch negative Erfahrungen geprägt. Lösungsorientierte Selbstgespräche stellen eine wichtige Methode dar, um Bewertungen der Umwelt nicht einfach zu übernehmen. Sie sollen helfen, selbstsicheres Verhalten tatsächlich auch im Alltag umzusetzen. Lösungsorientierte Selbstgespräche stehen in enger Beziehung zu einengenden und weiterführenden Denkstilen, die in der dritten Sitzung besprochen wurden.

Zusätzlich erscheint uns, bei den Tn/Kl ein erhebliches Defizit an Wissen über Kriterien selbstsicheren Verhaltens zu bestehen.

Literatur zur Vorbereitung:

Franke, A. (1991). *Gruppentraining gegen psychosomatische Störungen.* Weinheim: Psychologie Verlags Union.

Pfingsten U. & Hinsch, R. (1991). *Gruppentraining sozialer Kompetenzen.* Weinheim: Psychologie Verlags Union.

Wagner-Link, A. (1992). *Der Streß: Stressoren erkennen, Belastungen vermeiden, Streß bewältigen.* Hamburg: Techniker-Krankenkasse.

Wagner-Link, A. (1995). *Verhaltenstraining zur Streßbewältigung.* München: Pfeiffer Verlag.

Wagner-Link, A. (1998). *Kommunikation als Verhaltenstraining.* München: Pfeiffer Verlag

Sitzung 6: Soziale Kompetenz II

2. Ziele

Die Tn/Kl sollen:

- eine der sozialen Fähigkeiten (Aufklärungsgespräche führen) trainieren
- die Elemente selbstsicheren Verhaltens kennen
- ihre gedanklichen Bewertungen in dieser Situation reflektieren und lösungsorientierte Selbstgespräche ausprobieren

3. Inhalte

1. Wiederholung der vergangenen Sitzung und Ziele der heutigen Sitzung
2. Besprechung der Hausaufgabe: Vorlesen des Aufklärungsgesprächs
3. Erarbeitung selbstsicheren Verhaltens
4. Lösungsorientierte Selbstgespräche
5. Hausaufgabe und Ausblick auf die folgende Sitzung

4. Materialien

- Informationsblatt 9: „Aufklärungsgespräch führen"
- Informationsblatt 10: „Lösungsorientierte Selbstgespräche"
- Informationsblatt 11: „Selbstsicheres Verhalten"
- Fragenblatt 5: „Selbstsicheres Verhalten"
- Erarbeitungsblatt 6: „Lösungsorientierte Selbstgespräche"
- Stifte, Edding-Stifte, Flip-Chart und Papier für Flip-Chart, Metaplankarten

5. Ablauf

I. Wiederholung der vergangenen Sitzung und Ziele der heutigen Sitzung

⇒ Erläutern Sie die Inhalte der vergangenen Sitzung:
- *Gründe für ein Aufklärungsgespräch*
- *Anhand von vier W-Fragen wurde das Aufklärungsgespräch erarbeitet. Die vier W-Fragen waren: Mit wem spreche ich über meine Krankheit? Was erzähle ich über meine Krankheit? Wo und wann führe ich das Aufklärungsgespräch?*

⇒ Stellen Sie die Ziele der heutigen Sitzung dar:
- *Wie führe ich das Aufklärungsgespräch?*
- *Was ist selbstsicheres Verhalten?*
- *Wie helfen lösungsorientierte Selbstgespräche?*

⇒ Visualisieren Sie die Ziele auf einer Wandzeitung

Sitzung 6: Soziale Kompetenz II

II. Hausaufgabenbesprechung

⇒ Lassen Sie als Hausaufgabenbesprechung die Tn/Kl ihr ausgearbeitetes Aufklärungsgespräch vorlesen. Dabei wird, falls nötig, helfend unterstützt. Achten Sie darauf, daß die Tn/Kl die sechs wichtigen Punkte des Aufklärungsgesprächs aufgenommen haben.

III. Was ist selbstsicheres Verhalten

● *Erarbeitungsteil*

⇒ Erarbeiten Sie mit den Tn/Kl Aspekte selbstsicheren Verhaltens. Lassen Sie die Tn/Kl die einzelnen Elemente vormachen. Nehmen Sie ggf. die Rolle einer Modellperson ein. Machen Sie unterschiedliche Haltungen vor und diskutieren Sie die Wirkung mit den Tn/Kl.

Hilfreiche Fragen sind:

- Woran erkennen Sie selbstsicheres Verhalten?
- Woran unsicheres Verhalten?
- Wie verhält sich eine Person, die selbstsicher ist?

⇒ Geben Sie dazu das Fragenblatt 5 „Selbstsicheres Verhalten" aus.

⇒ Merkmale für selbstsicheres Verhalten auf Wandzeitung schreiben

● *Informationsteil*

Nach Pfingsten und Hinsch (1991) wird unterschieden zwischen aggressivem, selbstsicherem und unsicherem Verhalten (siehe Informationsblatt 11). Zusätzlich wird die Bedeutung der Körpersprache betont. Dabei werden einfache Merkmale der Körpersprache verdeutlicht: Steh- bzw. Sitzhaltung, Mimik, Sprache.

⇒ Erläutern Sie folgende Aspekte:

- *Unter Selbstsicherheit versteht man die Fähigkeit, Gedanken und Gefühle offen auszudrücken.*
- *Selbstsicherheit erleichtert den Kontakt mit anderen Menschen und hilft, mit anderen so umzugehen, daß man es als positiv erlebt.*
- *Selbstsicherheit ist aus einer Reihe von Gründen wichtig: Sie kann die Entwicklung enger herzlicher Beziehungen erleichtern, sie kann verhindern, daß Begegnungen unangenehm werden, sie ermöglicht anderen Menschen, jemanden besser zu verstehen und sie hilft, seine Meinung offen auszusprechen.*

⇒ Geben Sie die Informationsblätter 9 „Aufklärungsgespräch führen" und 10 „Selbstsicheres Verhalten" aus.

IV. Gedankliche Vorbereitung auf ein Aufklärungsgespräch

● *Informationsteil*

⇒ Erläutern Sie die Bedeutung lösungsorientierter Selbstgespräche:

SITZUNG 6: SOZIALE KOMPETENZ II

- *Verhalten und Emotionen werden meist von einem inneren Monolog begleitet. In diesem Monolog wird die Situation und/oder die eigene Person bewertet. In Streßsituationen tauchen Gedanken auf wie: „Das wird schiefgehen", „ich fühle mich schrecklich"; „ich werde kein Wort herausbringen".*
- *Ziel der Methode der lösungsorientierten Selbstgespräche ist es, sich selbst handlungsorientierte praktische Anweisungen zu geben, um mein Verhalten zu beeinflussen und damit auch meine Bewertungen zu verändern.*
- *Die Vorteile lösungsorientierter Selbstgespräche sind: Die Aufmerksamkeit wird auf die konkrete Situation gelenkt. Das Gedächtnis wird aktiviert. Man gewinnt einen gewissen Abstand zur Problemsituation und kann dadurch klarer denken. Man bleibt ruhig und bei der Sache.*
- *Viele belastende Situationen haben auch positive oder amüsante Elemente. Deshalb konzentriert man sich auf die erfreulichen, fördernden oder komischen Aspekte und relativiert die negativen. „Das gibt mir die Chance zu lernen..."; „was ist das im Vergleich zu...".*
- *Das bedeutet auch, sich selbst aufzufordern, streßauslösende Bedingungen zu verändern, also sich nicht zu sorgen, wie unsicher man z.B. seine Aussagen formuliert, sondern sich zu instruieren, ruhig und gelassen mit fester Stimme die Erklärungen vorzutragen. Man fordert sich auf, streßbewältigende Handlungen einzusetzen, wie „entspanne dich"; „atme langsam aus und pruste die Nervosität weg"; „sprich langsam und deutlich". Es gibt zahlreiche Möglichkeiten, sich durch Selbstgespräche zu ermuntern, sich Mut zuzusprechen und sich dadurch zu stärken: „Ich habe die Situation in der Hand"; „du wirst es schaffen"; „du bist gut vorbereitet".*
- *Wichtig ist, daß die positiven Selbstgespräche nicht irgendwelche Utopien enthalten, sondern realitätsnah sind.*

● *Erarbeitungsteil*

⇒ Sammeln Sie mit den Tn/Kl negative Selbstverbalisationen. Setzen Sie gemeinsam mit den Tn/Kl den negativen Selbstverbalisationen lösungsorientierte entgegen.

⇒ Fragen Sie nach, ob die Tn/Kl ihre Formulierungen akzeptieren können. Lassen Sie die Tn/Kl abschätzen, ob die Formulierungen Utopien enthalten (z.B. für „ich mache sicher Fehler" nicht „ich mache sicher keinen Fehler", sondern eher „ich tue mein Bestes, kann mir aber Fehler erlauben").

Folgende Fragen können hilfreich sein:
- Welche Gedanken oder Selbstgespräche gehen Ihnen in Aufklärungssituationen oder bereits bei der Vorstellung, mit jemandem über die Erkrankung zu sprechen, durch den Kopf?
- Welches sind lösungsorientierte (positive oder weiterführende), welches negative (einengende) Gedanken?

Sitzung 6: Soziale Kompetenz II

- Welche lösungsorientierten (positiven) Selbstgespräche für die gesammelten negativen fallen ihnen ein?
- Welche weiteren ermunternden Selbstgespräche, die Ihnen helfen können und Sie selbst stärken, gibt es?

⇒ Sammeln Sie die einengenden und weiterführenden Gedanken auf einer Wandzeitung.

⇒ Geben Sie das Informationsblatt 11 „Lösungsorientierte Selbstgespräche" aus.

V. Ausblick auf die folgende Sitzung und Hausaufgabe

⇒ Erläutern Sie die Inhalte der folgenden Sitzung:
- Vertiefung der Fähigkeit, „sich durchsetzen" zu können
- Möglichkeiten erarbeiten, wie man über das Aufklärungsgespräch hinaus sein Recht durchsetzen kann

⇒ Geben Sie das Erarbeitungsblatt 6 „Lösungsorientierte Selbstgespräche" aus. Erklären Sie den Tn/Kl die Hausaufgabe: Die Tn/Kl sollen lösungsorientierte, weiterführende Gedanken sammeln, die ihnen in schwierigen Situationen hilfreich sein können.

VI. Variationen

Möglich ist auch, Aspekte selbstsicheren Verhaltens und Selbstverbalisation zunächst in einer Erarbeitungseinheit zusammenzufassen.

Was können Sie alles vor einer belastenden Situation tun? Beispielsituation: Sie gehen zu Ihrem Chef/Ihrer Chefin, um nach Urlaub zu fragen.

Anhand der Zusammenstellung möglicher verbaler, kognitiver, verhaltensbezogener Aspekte werden dann die Einzelaspekte genauer betrachtet.

Sitzung 6: Soziale Kompetenz II

Informationsblatt 9: „Aufklärungsgespräch führen"

(nach Pfingsten & Hinsch, 1991)

Vor der Situation

Versuchen Sie, sich selber lösungsorientierte Instruktionen zu geben (z.B. „Ich werde es schaffen"; „das ist mein Recht"...). Setzen Sie Ihre Kurzentspannung ein.

In der Situation

1. Reden Sie verständlich und deutlich.
2. Schauen Sie Ihrem Partner in die Augen (Blickkontakt).
3. Nehmen Sie eine entspannte Körperhaltung ein.
4. Erklären Sie Ihre Erkrankung in der „Ich"-Form („Ich habe ...").
5. Versuchen Sie nicht mit der Tür ins Haus zu fallen, sondern auf das Ziel hin zu argumentieren.
6. Entschuldigen Sie sich nicht für Ihre Erkrankung.
7. Werden Sie nicht aggressiv, lassen Sie sich aber auch durch Zwischenfragen oder Bemerkungen nicht verunsichern.

Falls nötig, versuchen Sie sich immer wieder durch ein Entspannungsbild oder eine Kurzformel zu entspannen.

Nach der Situation

Verstärken Sie sich für Ihre Fortschritte. Anerkennen Sie Ihre eigenen Bemühungen und beachten Sie jeden kleinen Fortschritt. Jeder Lernprozeß braucht Zeit und Übung!

Vermeiden Sie Selbstkritik, Selbsthaß und Ungeduld mit sich selber! Versuchen Sie in aller Ruhe zu überlegen, welches Verhalten Sie das nächste Mal verbessern können.

Sitzung 6: Soziale Kompetenz II

Informationsblatt 10: Selbstsicheres Verhalten

Kriterien für sicheres, unsicheres und aggressives Verhalten
(nach Pfingsten & Hinsch, 1991)

Merkmal	Sicher	Unsicher	Aggressiv
Stimme	laut, klar, deutlich	leise, zaghaft	brüllend, schreiend
Formulierung	eindeutig	unklar, vage	drohend, beleidigend
Inhalt	präzise Begründung, Ausdrücken eigener Bedürfnisse, Benutzung von „Ich", Gefühle werden direkt ausgedrückt	überflüssige Erklärungen, Verleugnung eigener Bedürfnisse, Benutzung von „Man", Gefühle werden indirekt ausgedrückt	keine Erklärungen u. Begründungen, Drohungen, Beleidigungen, Kompromißlosigkeit, Rechte anderer werden ignoriert
Gestik, Mimik	unterstreichend, lebhaft, entspannte Körperhaltung, Blickkontakt	kaum vorhanden oder verkrampft, kein Blickkontakt	unkontrolliert, drohend, wild gestikulierend kein Blickkontakt oder „Anstarren"

Unter Selbstsicherheit versteht man die Fähigkeit, Gedanken und Gefühle offen auszudrücken. Selbstsicherheit erleichtert den Kontakt mit anderen Menschen und hilft, mit anderen so umzugehen, daß man es als positiv erlebt. Selbstsicherheit ist aus einer Reihe von Gründen wichtig: Sie kann die Entwicklung enger herzlicher Beziehungen erleichtern, sie kann verhindern, daß Begegnungen unangenehm werden, sie ermöglicht anderen Menschen, jemanden besser zu verstehen und sie hilft, seine Meinung offen auszusprechen.

Sitzung 6: Soziale Kompetenz II

Informationsblatt 11: Lösungsorientierte Selbstgespräche
(nach Wagner-Link, 1995)

Verhalten und Emotionen werden meist von einem inneren Monolog begleitet. In diesem Monolog wird die Situation und/oder die eigene Person bewertet. In Streßsituationen tauchen Gedanken auf wie: „Das wird schiefgehen"; „ich fühle mich schrecklich"; „ich werde kein Wort herausbringen".

Ziel der Methode der lösungsorientierten Selbstgespräche ist es, sich selbst handlungsorientierte praktische Anweisungen zu geben, um das eigene Verhalten zu beeinflussen und damit auch die Selbstentwertungen zu verändern.

Die Vorteile lösungsorientierter Selbstgespräche sind:
- Die Aufmerksamkeit wird auf die konkrete Situation gelenkt.
- Das Gedächtnis wird aktiviert.
- Man gewinnt Abstand zur Problemsituation und kann dadurch klarer denken.
- Man bleibt ruhig und bei der Sache.

Viele belastende Situationen haben auch positive oder amüsante Elemente. Deshalb konzentriert man sich auf die erfreulichen, fördernden oder komischen Aspekte und relativiert die negativen: „Das gibt mir die Chance zu lernen..."; „was ist das im Vergleich zu...".

Das bedeutet auch, sich selbst aufzufordern, streßauslösende Bedingungen zu verändern, also sich z.B. nicht zu sorgen, wie unsicher man seine Aussagen formuliert, sondern sich zu instruieren, ruhig und gelassen mit fester Stimme die Erklärungen vorzutragen. Man fordert sich auf, streßbewältigende Handlungen einzusetzen, wie: „Entspanne dich"; „atme langsam aus und pruste die Nervosität weg" oder „sprich langsam und deutlich". Es gibt zahlreiche Möglichkeiten, sich durch Selbstgespräche zu ermuntern, sich Mut zuzusprechen und sich dadurch zu stärken: „Ich habe die Situation in der Hand"; „ich werde es schaffen"; „ich bin gut vorbereitet".

Beispiele für die Veränderung negativer Selbstaussagen in positive Selbstgespräche:

negative Selbstaussagen	positive Selbstgespräche
Vor der Situation	
Das wird völlig schief gehen!	Erst einmal probieren!
Ich weiß nicht, wie ich das schaffen soll!	Ich beginne, langsam und deutlich zu sprechen!
Ich weiß nicht mehr, was ich sagen will!	Mache dir nochmals deine gelernten Sätze klar!
In der Situation	
Ich rede viel zu schnell!	Nur ruhig, entspanne dich!
Mein Herz schlägt ganz wild!	Ich kann nicht verhindern, daß ich nervös werde, aber ich kann die Nervosität steuern!
Ich werde viel zu aufgeregt!	Eine gewisse Aufregung ist nicht schlimm.
Nach der Situation	
Ich habe total versagt!	Es war besser als ich gedacht habe.
Das war ganz schlecht!	Es war schon ganz gut, das nächste Mal wird es noch besser werden.

Wichtig ist, daß die positiven Selbstgespräche nicht irgendwelche Utopien enthalten, sondern realitätsnah sind.

Sitzung 6: Soziale Kompetenz II

Fragenblatt 5: Selbstsicheres Verhalten

1. Kennen Sie Menschen, die sich selbstsicher verhalten? Wie verhalten sich diese Menschen?

2. Woran können Sie selbstsicheres Verhalten erkennen?

3. In welchen Situationen verhalten Sie sich selbstsicher?

4. In welchen Situationen würde ich mich gerne selbstsicher verhalten?

5. Was könnten Sie tun, um sich selbstsicherer zu verhalten?

SITZUNG 6: SOZIALE KOMPETENZ II

Erarbeitungsblatt 6: Lösungsorientierte Selbstgespräche

Versuchen Sie möglichst viele lösungsorientierte bzw. weiterführende Gedanken (Selbstgespräche) zu sammeln, die Ihnen in schwierigen Situationen hilfreich sein können.

1. _____
2. _____
3. _____
4. _____
5. _____
6. _____
7. _____
8. _____
9. _____
10. _____
11. _____
12. _____
13. _____

Sitzung 7: Soziale Kompetenz III

1. Hintergrundinformationen

Das beobachtbare Verhalten von Menschen mit Epilepsie ist bisher in sozialen Situationen nicht untersucht worden. Klinische Beobachtungen und Beschreibungen der Betroffenen selbst geben jedoch deutliche Hinweise darauf, daß sie ein hohes Maß an Meidungs- und Fluchtverhalten zeigen. Insbesondere in sozial schwierigen Situationen (d.h. Situationen, in denen fragen, ablehnen, fordern oder zurückweisen notwendig ist) sind sie nicht in der Lage, sich angemessen kompetent zu verhalten.

Diese fehlende Kompetenz ist bei Menschen mit Epilepsie wahrscheinlich durch fortdauernde Überforderungssituationen aufgrund der Erkrankung mitbedingt. Viele Menschen mit Epilepsie sind überfordert, in sozialen Kontakten über ihre Erkrankung zu sprechen und mit den Reaktionen auf ihre Anfälle umzugehen. Dies wird verstärkt durch soziale Ängste, die sich aufgrund realer eigener Erfahrung (soziale Situationen führten in der Vergangenheit mehrfach zu unangenehmen Konsequenzen) oder durch phantasierte Vorstellungen über Ablehnungen ergeben. Die Angst vieler Menschen mit Epilepsie scheint zum Teil auf eine verzerrte Vorstellung über Vorurteile zurückführbar zu sein.

Weitere Faktoren für eine geringe soziale Kompetenz können Lerndefizite sein, die sich aufgrund von Überbehütung oder fehlenden Übungsmöglichkeiten ergeben haben. Gerade bei Menschen mit Epilepsie reagieren viele Angehörige auf Selbständigkeitsbemühungen mit Ängsten und Sorgen. Sie reagieren prompt auf unsichere/ hilflose Reaktionen und entmutigen selbständige Lösungsversuche.

Im „geschützten" Rahmen des Gruppentrainings sollen die Tn/Kl nun angeregt werden, neue Verhaltensweisen zu lernen und auszuprobieren.

Literatur zur Vorbereitung:

Pfingsten, U. & Hinsch, R. (1991). *Gruppentraining sozialer Kompetenz.* Weinheim: PsychologieVerlagsUnion.

Schwartz, J. A. (1996) The Social Apraxia of Epilepsy. In J.C. Sackellares & S. Berent (Eds.), *Psychological Disturbances in Epilepsy.* Boston: Butterworth-Heinemann.

Wagner-Link, A. (1998). *Kommunikation als Verhaltenstraining.* München: Pfeiffer.

Sitzung 7: Soziale Kompetenz III

2. Ziele

Die Tn/Kl sollen:

- ihre Fähigkeit vertiefen, sich sozial kompetent zu verhalten
- lernen, sich durchzusetzen

3. Inhalte

1. Wiederholung der vergangenen Sitzung und Ziele der heutigen Sitzung
2. Hausaufgabenbesprechung
3. Erarbeitung eines Drehbuches und Rollenspiele
4. Ausblick auf die folgende Sitzung und Hausaufgabe

4. Materialien

- Informationsblatt 12: „Beispiel für selbstunsichere bzw. -sichere Verhaltenssequenz"
- Erarbeitungsblatt 7: „Situationsvorlagen für Rollenspiele"
- Stifte, Edding-Stifte, Flip-Chart und Papier für Flip-Chart, Metaplankarten

5. Ablauf

I. Wiederholung der vergangenen Sitzung und Ziele der heutigen Sitzung

⇒ Wiederholen Sie die Inhalte der vergangenen Sitzung.
   Diese gab Antworten auf die Fragen:
   - *Wie führe ich das Aufklärungsgespräch?*
   - *Was ist selbstsicheres Verhalten?*
   - *Wie helfen lösungsorientierte Selbstgespräche?*

⇒ Stellen Sie die Ziele der heutigen Sitzung dar und visualisieren Sie diese auf einer Wandzeitung:
   - *Es wird die Fähigkeit zur Selbstsicherheit vertieft.*
   - *Für unterschiedliche Situationen werden Möglichkeiten erarbeitet, selbstsicher zu reagieren.*

II. Hausaufgabenbesprechung

Besprechen Sie die Hausaufgabe (Erarbeitungsblatt 6). Fragen Sie zunächst nach den positiven Erfahrungen, gehen Sie erst dann auf mögliche Schwierigkeiten ein. Lassen Sie die Tn/Kl gesondert berichten. Zwingen Sie aber niemanden zu einer Aussage. Verstärken Sie die erreichten Fortschritte.

III. Erarbeitung eines „Drehbuches"

● *Erarbeitungsteil*

⇒ Suchen Sie gemeinsam mit den Tn/Kl eine Modellsituation aus. Konkretisieren Sie den Ablauf der Situation und mögliche Bewältigungsstrategien (Entspannung, lösungsorientierte Selbstgespräche).

⇒ Notieren Sie den genauen Ablauf der Situation auf einer Wandzeitung.

⇒ Fordern Sie möglichst alle Tn/Kl auf, eine eigene Handlungsprobe zu entwickeln und durchzuführen.

⇒ Geben Sie dazu das Erarbeitungsblatt 7 „Situationsvorlagen für Rollenspiele" aus.

⇒ Stellen Sie zur Auswertung folgende Fragen:
- Waren die Äußerungen selbstsicher?
- Hat der Handelnde insgesamt selbstsicher gewirkt, d.h. haben verbales und nonverbales Verhalten übereingestimmt?
- Welche Verhaltensänderungen sind notwendig, um die Ansprüche besser durchzusetzen?

⇒ Lassen Sie den einzelnen Tn/Kl Beispiele in das Informationsblatt 12 „Beispiele für eine selbstunsichere bzw. selbstsichere Verhaltenssequenz" eintragen.

IV. Ausblick auf die folgende Sitzung und Hausaufgabe

⇒ Erläutern Sie die Hausaufgabe. Die Tn/Kl sollen im Alltag eine Situation üben, in der sie versuchen, ihr Recht durchzusetzen. Die Situation wird genau festgelegt z.B. für die stationäre Therapie: „nach meinem Entlassungsdatum fragen"; „nach Ausgang fragen".

⇒ Geben Sie den Tn/Kl einen Ausblick auf die Inhalte der folgenden Sitzung.
- *Es wird auf spielerische Art eine weitere soziale Fähigkeit, „neue Kontakte herstellen", trainiert.*
- *Es werden Möglichkeiten der Kontaktaufnahme erarbeitet und im Rollenspiel erprobt.*

V. Variationen

Teilweise hat es sich als vorteilhaft erwiesen, nach der Hausaufgabenbesprechung kurz auf „Mythen über Selbstsicherheit" einzugehen, um vorhandene falsche Vorstellungen zu korrigieren (Merkle, 1991).

Sitzung 7: Soziale Kompetenz III

Informationsblatt 12: Beispiel für eine selbstunsichere bzw. selbstsichere Verhaltenssequenz (nach Pfingsten & Hinsch, 1991)

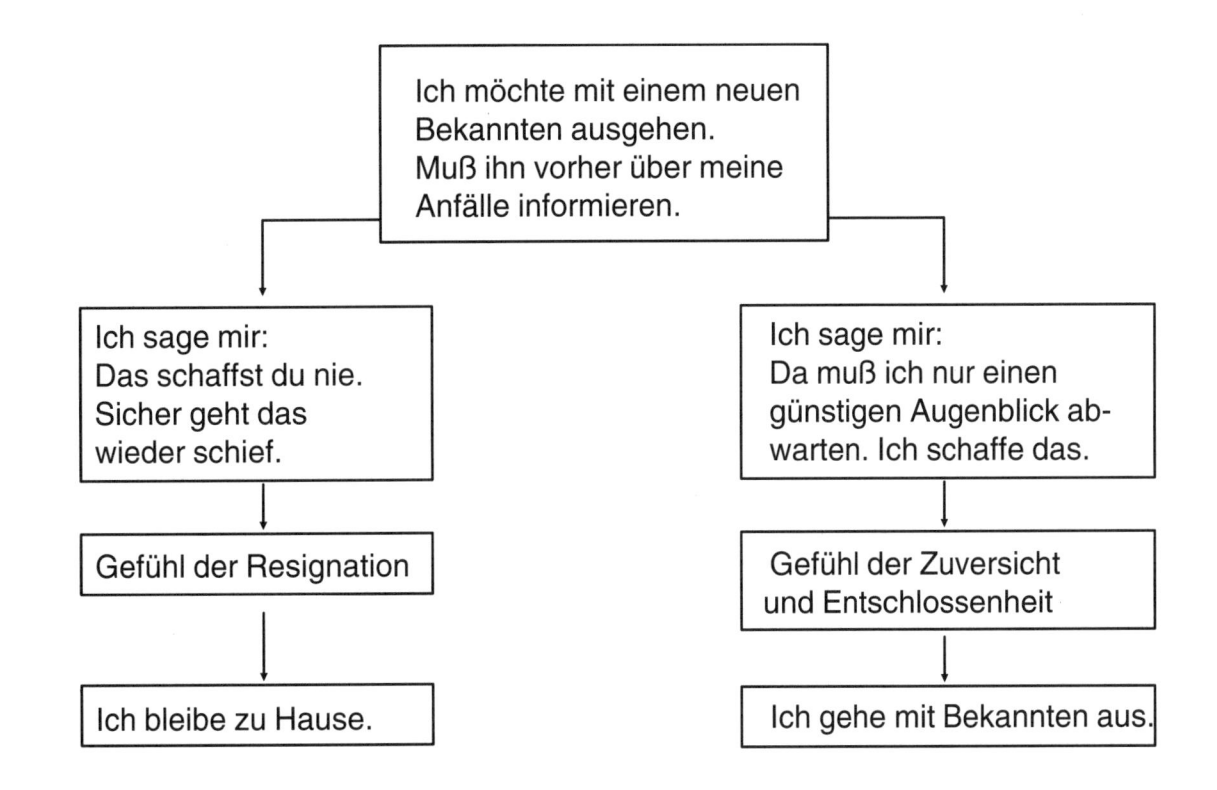

```
                    Ich möchte mit einem neuen
                    Bekannten ausgehen.
                    Muß ihn vorher über meine
                    Anfälle informieren.
                   /                          \
    Ich sage mir:                    Ich sage mir:
    Das schaffst du nie.             Da muß ich nur einen
    Sicher geht das                  günstigen Augenblick ab-
    wieder schief.                   warten. Ich schaffe das.
           ↓                                   ↓
    Gefühl der Resignation           Gefühl der Zuversicht
                                     und Entschlossenheit
           ↓                                   ↓
    Ich bleibe zu Hause.             Ich gehe mit Bekannten aus.
```

ERKLÄRUNGSMODELL

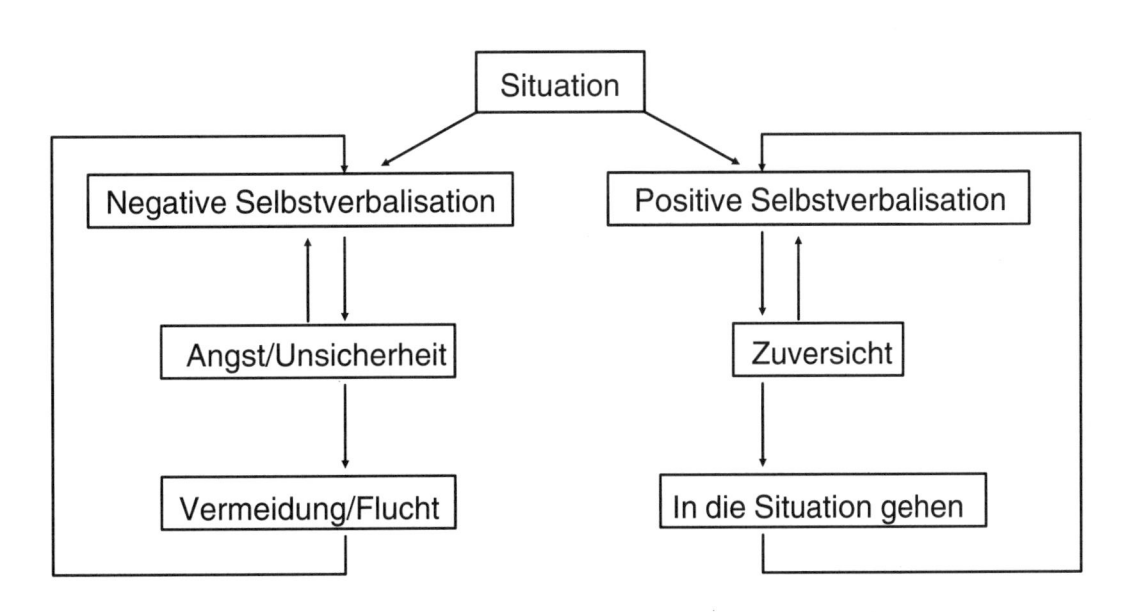

```
                         Situation
                        /         \
         Negative Selbstverbalisation    Positive Selbstverbalisation
                    ↕                              ↕
              Angst/Unsicherheit              Zuversicht
                    ↓                              ↓
              Vermeidung/Flucht              In die Situation gehen
```

Sitzung 7: Soziale Kompetenz III

Erarbeitungsblatt 7: Situationsvorlagen für Rollenspiele

Beschreiben Sie Situationen, in denen Sie sich selbstsicherer verhalten möchten:

1. _____
   _____
   _____
   _____
   _____

2. _____
   _____
   _____
   _____
   _____

3. _____
   _____
   _____
   _____
   _____

Sitzung 8: Soziale Kompetenz IV

1. Hintergrundinformationen

Verschiedene Untersuchungen belegen, daß in der Bevölkerung bis heute falsche Vorstellungen über Epilepsie vorhanden sind. Glücklicherweise sind diese Vorurteile im Abnehmen begriffen. Vor allem junge Menschen haben deutlich geringere Vorbehalte.

Trotzdem berichten Anfallskranke, daß viele Mitmenschen die Epilepsie als Geisteskrankheit verkennen bzw. meinen, daß Epilepsie mit einer verminderten Intelligenz oder geistigem Abbau einhergehe. Auch daß ein Mensch mit Epilepsie in mancher Hinsicht nicht den vordergründigen gesellschaftlichen Idealen (er darf nicht Auto fahren, nur wenig Alkohol trinken, bestimmte Tätigkeiten nicht ausführen, kann nicht alle Aktivitäten mitmachen) entspricht, führt zu Vorurteilen. Es gibt wohl keine andere Krankheit, bei der die Betroffenen so häufig mehr unter diesen Vorurteilen und dem Verhalten ihrer Mitmenschen leiden als unter der Krankheit selbst. Die Angst vor dem nächsten Anfall besteht bei vielen weniger in der Sorge um Verletzungen, als in der Furcht vor der Reaktion etwaiger Zeugen, vor Diskriminierung und Ausgrenzung. Viele Betroffene haben auch das Gefühl, sie würden der Gemeinschaft zur Last fallen. Auch fürchten sie, abgelehnt zu werden, da sie in der Regel während eines Anfalls nicht gerade attraktiv aussehen, sich nicht unter Kontrolle haben und eben zeitweise nicht so sind wie die anderen.

Untersuchungen zur Lebensqualität zeigen daher, daß ein wesentlicher Problembereich von Menschen mit Epilepsie fehlende soziale Kontakte sind. Unseren Erfahrungen nach erleben sich Menschen mit Epilepsie als sehr eingeschränkt in ihren Möglichkeiten, neue Kontakte zu knüpfen. Dies liegt nicht nur an ihren sozialen Hemmungen und eingeschränkter Mobilität, sondern auch an den Rahmenbedingungen, die unsere Art des Zusammenlebens bietet. Wer nicht über ein Hobby verfügt, welches im Verein gepflegt werden kann, hat neben seinen Kontakten durch den Beruf meist wenig Gelegenheiten, Freunde oder gar einen Lebenspartner zu finden.

Menschen mit Epilepsie kapseln sich aus Angst vor Stigmatisierung verstärkt ab und meiden soziale Kontakte. Sie reagieren empfindlicher auf Nichtbeachtung oder Zurückweisung. Bei längerem Krankheitsverlauf kommt es zu einem Mangel an sozialen Fähigkeiten, da die regelmäßige Übung fehlt.

Literatur zur Vorbereitung:

Hautzinger, M., Stark, W. & Treiber, R. (1994). *Kognitive Verhaltenstherapie bei Depressionen* (Kapitel „Verbesserung sozialer Fertigkeiten"). Weinheim: Psychologie Verlags Union.

Oswald, W.D. & Gunzelmann, T. (1994). *Das SIMA-Projekt: Kompetenztraining*. Göttingen: Hogrefe.

Sitzung 8: Soziale Kompetenz IV

Ullrich-de Muynck, R. U. & Ullrich, R. (1993). *Selbstsicheres Verhalten – Differenzierende Anwendung im Freundeskreis, am Arbeitsplatz, in der Familie (III)*. München: Pfeiffer.

Wagner-Link, A. (1998). *Kommunikation als Verhaltenstraining.* München: Pfeiffer.

2. Ziele

Die Tn/Kl sollen:

- auf spielerische Art eine der sozialen Fähigkeiten („neue Kontakte herstellen") trainieren
- im geschützten Rahmen der Gruppe Möglichkeiten der Kontaktaufnahme erarbeiten und in gewöhnlichen Alltagssituationen durchspielen
- angeregt werden, verschiedene Verhaltensweisen zu kreieren und in einem Rollenspiel auszuprobieren

3. Inhalte

1. Wiederholung der vergangenen Sitzung und Ziele der heutigen Sitzung
2. Hausaufgabenbesprechung
3. Möglichkeiten der Kontaktaufnahme
4. Kontakt aufnehmen: Wie geht das?
5. Rollenspiele
6. Ausblick auf die folgende Sitzung und Hausaufgabe

4. Materialien

- Informationsblatt 13: „Gespräche führen" (2 Blätter)
- Fragenblatt 6: „Soziale Kontakte"
- Erarbeitungsblatt 8: „Kontakte knüpfen"
- Stifte, Edding-Stifte, Flip-Chart und Papier für Flip-Chart, Metaplankarten

5. Ablauf

I. Wiederholung der vergangenen Sitzung und Ziele der heutigen Sitzung

⇒ Wiederholen Sie die Inhalte der vergangenen Sitzung. In der vergangenen Sitzung
- *wurde die Fähigkeit sich selbstsicher zu verhalten vertieft*
- *wurden über das Aufklärungsgespräch hinaus für unterschiedliche Situationen Möglichkeiten erarbeitet, selbstsicher zu reagieren*

Sitzung 8: Soziale Kompetenz IV

⇒ Erläutern Sie die Ziele der heutigen Sitzung:
- *Auf spielerische Art trainieren, „neue Kontakte herzustellen"*
- *Möglichkeiten der Kontaktaufnahme erarbeiten*
- *Verschiedene Möglichkeiten im Rollenspiel durchspielen*

⇒ Visualisieren Sie die Ziele auf einer Wandzeitung.

II. Hausaufgabenbesprechung

⇒ Besprechen Sie die Hausaufgabe. Gehen Sie insbesondere auf positive Erfahrungen ein. Bei Schwierigkeiten arbeiten Sie die gelungenen Teilaspekte heraus und suchen Sie mit den Tn/Kl mögliche Lösungsmöglichkeiten.

⇒ „Erspielen" Sie einzelne Situationen nochmals ausführlich, falls Tn/Kl über größere Schwierigkeiten berichten. Die Inhalte der heutigen Stunde werden dann gekürzt und ausführlicher in der neunten Sitzung besprochen.

III. Möglichkeiten der Kontaktaufnahme

● *Informationsteil*

Chronisch kranke Menschen berichten häufig über Einsamkeit, Isolation und über einen fehlenden Bekanntenkreis. (Hier bietet sich ein Rückgriff auf das Thema „soziale Unterstützung" aus der Sitzung 4 an.)

Unseren Erfahrungen nach erleben sich Menschen mit Epilepsie als in ihren Möglichkeiten eingeschränkt, neue Kontakte zu knüpfen. Woran liegt das?

⇒ Geben Sie das Fragenblatt 6 „Soziale Kontakte" aus.

⇒ Arbeiten Sie folgende Gesichtspunkte heraus:
- *Menschen mit Epilepsie fürchten, abgelehnt und ausgegrenzt, vielleicht auch als „geistig behindert", verkannt zu werden. Daher sind sie empfindlicher und kritischer in sozialen Kontakten.*
- *Viele Betroffene haben Angst, in der Öffentlichkeit einen Anfall zu erleiden. Denn es gibt wohl keine andere Erkrankung, bei der die Betroffenen so häufig unter diesen Vorurteilen und dem Verhalten ihrer Mitmenschen mehr als unter der Krankheit selbst leiden. Die Angst vor dem nächsten Anfall besteht bei vielen weniger in der Sorge um Verletzungen, als in der Furcht vor der Reaktion etwaiger Zeugen, vor Diskriminierung und Ausgrenzung.*
- *Neben den sozialen Ängsten sind es auch die Rahmenbedingungen, die unsere Art des Zusammenlebens bestimmen. Wer nicht über ein Hobby verfügt, welches im Verein gepflegt werden kann, hat neben seinen Kontakten durch den Beruf meist wenig Gelegenheiten, Freunde oder gar einen Lebenspartner zu finden.*
- *Soziale Kontakte fliegen uns nicht zu, sondern wir müssen sie erarbeiten. Sie beginnen meist mit einem Gespräch. Daher soll geübt werden, wie soziale Kontakte durch ein Gespräch begonnen werden können.*

Sitzung 8: Soziale Kompetenz IV

● *Erarbeitungsteil*

⇒ Erarbeiten Sie zunächst die Ressourcen, die die Tn/Kl haben, um Kontakte aufzubauen.

Damit soll das Verharren in einer passiven Haltung vermindert werden. Die Tn/Kl sollen erkennen, daß es ihnen möglich ist, selbst aktiv ihre Situation zu verändern. Voraussetzung für soziale Kontakte ist eine Situation, in der das Zusammentreffen und das Gespräch mit anderen Menschen möglich ist. Die Tn/Kl sollen zunächst Wissen über Orte und Gelegenheiten erwerben, die soziale Kontakte erlauben. Und zweitens sollen sie die Fähigkeit erlernen, Gespräche zu beginnen.

⇒ Sammeln Sie mit den Tn/Kl Möglichkeiten zur Erweiterung des sozialen Netzes: z.B. Selbsthilfegruppen, Vereine, VHS, Single-Treffs, Kontaktanzeigen, Kirchen, Arbeit, Öffentlichkeit.

⇒ Visualisieren Sie die Ideen auf einer Wandzeitung. Diskutieren Sie anschliessend die Erfahrungen der Tn/Kl mit den einzelnen Möglichkeiten.

Zur Erarbeitung empfiehlt es sich, ein vereinfachtes Problemlöseschema einzusetzen.

Folgende Fragen können hilfreich sein:
- Wie wichtig ist es mir, mich mit anderen Menschen auszutauschen?
- Welche Möglichkeiten kennen Sie, um Kontakt aufzunehmen?
- Welche Erfahrungen haben Sie mit den unterschiedlichen Situationen gemacht?
- Sind Sie eher passiv oder eher aktiv, wenn es um die Gestaltung und Aufrechterhaltung von Beziehungen geht?
- Welche Hemmungen und Ängste haben Sie im Umgang mit anderen Menschen?
- Wie können Sie diese Hemmungen und Ängste überwinden?

IV. Kontakt aufnehmen: Wie geht das?

● *Erarbeitungsteil*

⇒ Erarbeiten Sie mit den Tn/Kl anhand einer konkreten Situation günstige Verhaltensweisen (z.B. Ich komme das erste Mal in die Selbsthilfegruppe und keiner kümmert sich um mich).

Folgende Fragen können hilfreich sein.
- Was könnten Sie tun, um mit anderen ins Gespräch zu kommen?
- Wie können Sie ein Gespräch aufrechterhalten?
- Wie können Sie ein Gespräch für sich und für ihre Gesprächspartner angenehm gestalten?

⇒ Notieren Sie die Ideen auf einer Wandzeitung. Erläutern Sie als Ergebnis die folgende Sequenz: *„Fragen, zuhören, erzählen".*

Sitzung 8: Soziale Kompetenz IV

⇒ Stellen Sie die ausgewählte Situation mit den Tn/Kl im Rollenspiel dar und lassen Sie verschiedene Verhaltensweisen spielerisch erproben.

● *Informationsteil*

Häufig zeigen Menschen mit Epilepsie den Wunsch, neue Menschen kennenzulernen, ohne zu wissen, wie man sich am besten verhält. Besonders die Fähigkeit, Gespräche zu beginnen, aufrechtzuerhalten und zu beenden, sind nur wenig ausgeprägt. Das Thema wird anhand des Informationsblattes 13 vertieft. Schwerpunkte sind: Türöffner, offene und geschlossene Fragen, Zuhören.

⇒ Geben Sie dazu das Informationsblatt 13 „Gespräche führen" aus.

V. Ausblick auf die nächste Sitzung und Hausaufgabe

⇒ Besprechen Sie mit den Tn/Kl die Hausaufgabe: Die Tn/Kl sollen üben, ein Gespräch mit jemanden zu beginnen, mit dem sie bisher noch wenig oder gar nicht gesprochen haben.

⇒ Geben Sie hierzu das Erarbeitungsblatt 8 „Kontakte knüpfen" aus.

⇒ Stellen Sie den Inhalt der folgenden Sitzung dar:
- *Anhand von Rollenspielen wird sozial kompetentes bzw. sicheres Verhalten vertieft, wie z.B. sein Recht durchsetzen oder Kontakte schaffen.*

Sitzung 8: Soziale Kompetenz IV

Informationsblatt 13: Gespräche führen

1. Der Gesprächseinstieg: Fragen

Will man ein Gespräch beginnen, so muß man darauf achten, den *richtigen Zeitpunkt für den Gesprächsbeginn zu wählen*. Von Vorteil ist, nach Hinweisen für die Gesprächsbereitschaft des anderen zu suchen, z.B. schaut er herum, kann ich Blickkontakt aufnehmen. Möglichkeiten ein Gespräch zu beginnen sind Begrüßungen, zum Beispiel „Darf ich mich hierher setzen?", und Fragen.

Fragen können einem Gespräch eine bestimmte Richtung geben, sie sind das wichtigste Mittel der Gesprächsführung. Besonders wichtig für den Beginn von Gesprächen sind offene Fragen. *Offene Fragen* sind alle Fragen, die nicht mit „ja" oder „nein" beantwortet werden können. Sie lassen also unterschiedliche Antworten zu und beschneiden nicht schon im voraus die Freiheit der Antwortenden. Offene Fragen sind alle sogenannten „W-Fragen" (wer, wann, was, wo, warum, wozu, wie, welche ...). Offene Fragen sind vor allem zu Anfang des Gesprächs nützlich. Zum Beispiel: „Wie fanden Sie diesen Film?", „Wie lange sind Sie schon hier?" Sie erleichtern es dadurch dem Partner, zu antworten oder selbst wieder Anknüpfungspunkte für das weitere Gespräch zu finden.

Für einen Gesprächsbeginn nicht empfehlenswert sind geschlossene Fragen. Als geschlossene Fragen bezeichnen wir alle Fragen, die mit „ja" oder „nein" beantwortet werden können. Diese Fragen schränken die Gesprächspartner in ihrer Antwortfreiheit ein. Beispiel: „Fanden Sie diesen Film interessant?"

Formulierungen, um sich an einem schon laufenden *Gespräch zu beteiligen*, können sein: „Ich höre gerade, daß Sie auch den Film gestern im Fernsehen gesehen haben, wie fanden Sie denn ... ?" „Das interessiert mich, was halten Sie denn von ...?"

2. Das Gespräch weiterführen: Zuhören

Um ein Gespräch fortzusetzen, kommt es darauf an, eine für beide Partner angenehme Gesprächsbeziehung entstehen zu lassen. Hier ist es besonders wichtig, genau wahrzunehmen, was der Gesprächspartner will, sagt und tut, um selbst darauf eingehen zu können. Wichtig hierfür ist: Zuhören.

Das *aktive Zuhören* bedeutet nicht passives Schweigen, sondern durch verschiedene Signale Interesse, Verständnis und Anteilnahme an dem Inhalt der Äußerungen seines Gesprächspartners zu zeigen. Es geht darum, mitzuteilen, daß Sie sich für die Person und die Äußerungen ihres Gesprächspartners interessieren und bereit sind, sich mit ihnen auseinanderzusetzen.

Ein gutes Gesprächsklima kann nur entstehen, wenn die beiden Gesprächspartner aufeinander eingehen. Bedingung dafür ist es, daß jeder sich dafür interessiert, was der andere denkt oder fühlt. Wenn er das Gefühl hat, daß es uns nur darum geht,

Sitzung 8: Soziale Kompetenz IV

unseren eigenen Standpunkt vorzutragen, wird er sich im Gespräch nicht wohl fühlen und sich möglicherweise zurückziehen. Wenn ich jemanden kennenlernen will, muß ich Interesse an meinem Gesprächspartner signalisieren. Der beste Weg, etwas über jemanden zu erfahren, ist zuzuhören. Für das Zuhören gelten folgende Regeln:

- nicht unterbrechen
- nachfragen
- zeigen, daß wir zuhören
- auf den Gesprächsbeitrag des Partners eingehen
- versuchen, zu verstehen, was er meint

3. Zeigen, daß Sie zuhören

Daß wir zuhören, können wir durch *Zuhörsignale* zeigen, sogenannte Türöffner. Zuhörsignale sind: Alle kurzen Äußerungen wie „Hmm", „ja", „interessant", „ok", „ich verstehe", „aha" usw. Natürlich gilt auch hier, daß es nicht nur darauf ankommt, was wir sagen, sondern daß viel wichtiger ist, wie wir sprechen. Ein ironischer Unterton bei diesen Äußerungen bewirkt das genaue Gegenteil dessen, was gutes Zuhören erreichen soll. Zuhörsignale lassen dem Partner das Wort. Sie sollen nicht ankündigen, daß wir jetzt selbst wieder etwas sagen wollen. Zuhörsignale zeigen dem Gesprächspartner, daß er weiterreden kann. Zuhörsignale können auch ausführlicher und deutlicher formuliert werden: „Erklären Sie mir das doch bitte genauer, ich möchte wirklich wissen, wie das Problem aus Ihrer Sicht aussieht." Im privaten Bereich: „Erzählst Du mir das genauer?" „Würdest Du gerne darüber sprechen?" „Erzähl, ich bin ganz Ohr." „Erzählst Du mir alles von Anfang an?" Statt „ja" und „mhm" sind körpersprachliche Signale als Verstärker möglich: Kopfnicken, Blickkontakt, bestimmte Lippenbewegungen, zugeneigte Körperhaltung, freundlicher Blick.

Eine weitere Möglichkeit zu zeigen, daß Sie zuhören, sind *Rückfragen* bzw. *Verständnisfragen*. Sie sollen Mißverständnisse vermeiden helfen, denn Mißverständnisse entstehen sehr schnell: Wir verhören uns oder ordnen das Gehörte falsch ein, weil uns der Hintergrund der Aussage nicht bekannt ist. Das Ziel der Verständnisfrage besteht also nicht darin, neue Informationen zu erhalten, sondern sie soll die Richtigkeit gerade gehörter Informationen bestätigen.

Beispiele sind:

- „Wenn ich Dich richtig verstanden habe, meinst Du?"
- „Damit wir uns da nicht mißverstehen: Sie sagten eben ..."

4. Das Gespräch angenehm gestalten

Das Gespräch kann angenehmer gestaltet werden, wenn Sie mit dem Partner während des Gesprächs immer wieder *Blickkontakt* aufnehmen und wenn Sie deutlich und betont sprechen. Außerdem ist es wichtig, die *richtige Distanz* zum Gesprächspartner

Sitzung 8: Soziale Kompetenz IV

wahrnehmen und herbeiführen zu können. Zum Beispiel ist es nicht gut „ihm auf die Pelle zu rücken", aber auch allzu ferne Distanz ist zu vermeiden, da man sonst schreien muß.

5. Von sich erzählen

Obwohl man einen Partner über längere Zeit mit Fragen und positiven Reaktionen am Gespräch halten kann, ist ein Gespräch befriedigender, wenn es in einem *gegenseitigen Austausch* von Ansichten und Gefühlen besteht. Deshalb erzählen Sie ruhig auch von sich und von ihrem Leben.

6. Das Gespräch beenden

Das Gespräch sollte man weder in abrupter Art und Weise beenden, noch unendlich weiterführen. Es ist günstig einen Zeitpunkt abzuwarten, an dem beide Partner sich zu einem Thema geäußert haben und eine natürliche Pause entsteht. Dann kann man sich verabschieden und unter Umständen ein weiteres Treffen vereinbaren.

Zum Beispiel, indem man sagt: „Das fand ich jetzt angenehm und interessant, ich würde gerne darüber noch einmal weiter diskutieren (reden)".

Sitzung 8: Soziale Kompetenz IV

Fragenblatt 6: Soziale Kontakte

1. Wie gehe ich auf Menschen zu, die ich kenne?

2. Wie begegne ich Menschen, die mir unbekannt sind?

3. Welche Interessen verbinden mich mit meinen Freunden und Bekannten?

4. Wie ist meine Beziehung zu Arbeitskollegen (Nachbarn)?

5. Wie wichtig ist es mir, mich mit anderen Menschen auszutauschen?

6. Was erwarte ich von anderen Menschen?

7. Welche Möglichkeiten kenne ich, um Kontakt aufzunehmen?

8. Welche anderen Situationen kommen für mich in Frage, um neue Kontakte zu anderen Menschen zu knüpfen?

9. Welche Erfahrungen habe ich mit den unterschiedlichen Situationen gemacht?

10. Wie gestalten andere ihre Beziehung zu mir?

11. Welche Erwartungen haben andere an mich?

12. Welche Hemmungen und Ängste habe ich im Umgang mit anderen Menschen?

13. Würde ich gerne meine Beziehung zu einem bestimmten Menschen verbessern?

14. Möchte ich gerne neue Menschen kennenlernen? Gibt es etwas, was mich daran hindert?

15. Wie könnte ich evtl. „Hindernisse" überwinden?

Sitzung 8: Soziale Kompetenz IV

Erarbeitungsblatt 8: Kontakte knüpfen (nach Pfingsten & Hinsch, 1991)

Wenn Sie durch die Sitzung „experimentierfreudig und mutig" geworden sind:
- Suchen Sie sich eine Person aus, die Sie gerne kennenlernen oder auch nur ansprechen würden;
- versuchen Sie, je nach Situation einen Dialog aufzubauen.

_____
_____
_____
_____
_____

Vor der Situation

Geben Sie sich selbst positive Instruktionen: „Ich habe das Recht darauf, jemanden anzusprechen", oder: „Es ist mein Recht, einen Versuch zu machen....".

In der Situation

Die wichtigste Technik, um einen Kontakt aufzubauen, ist die allgemeine Verstärkung des anderen (zuhören, nachfragen, Komplimente machen, freundlich anlächeln...).

Nehmen Sie Blickkontakt auf. Lächeln Sie! Versuchen Sie, sich ganz auf die Situation zu konzentrieren. Achten Sie auf Dinge und Personen, die Sie hören und sehen. Die konkrete Situation liefert oft Themen für den Gesprächsbeginn. Suchen Sie nach persönlichen Äußerungen Ihres Partners. Verstärken Sie diese Äußerungen. Fragen Sie nach! Auf diese Weise können Sie den Kontakt zunehmend persönlicher gestalten.

Der Anfang wird immer eher oberflächlich sein. Erzählen Sie auch etwas von sich. Nur, wenn Sie dem anderen Informationen über sich selbst liefern, geben Sie ihm auch Gelegenheit, Sie selbst und die Situation angemessen einschätzen zu können.

Sollte der andere keinerlei Interesse an einem Gespräch zeigen, dann denken Sie daran, daß das sein gutes Recht ist und absolut nichts mit dem Wert oder der Attraktivität Ihrer Person zu tun haben muß.

Nach der Situation

Verstärken Sie sich für jeden Versuch und für jeden Fortschritt, auch wenn er noch so klein ist! Denken Sie daran: Um Sympathie werben kann keine Garantie dafür sein, sie auch zu gewinnen.

Sitzung 9: Soziale Kompetenz V

1. Hintergrundinformation
keine

2. Ziele
Die Tn/Kl sollen:
- nochmals trainieren, „neue Kontakte herzustellen" oder „ihr Recht durchzusetzen".
- nochmals angeregt werden, verschiedene Verhaltensweisen zu kreieren und in einem Rollenspiel auszuprobieren.

3. Inhalte
1. Wiederholung der vergangenen Sitzung und Ausblick auf die heutige Sitzung
2. Hausaufgabenbesprechung
3. Rollenspiele
4. Ausblick auf die nächste Sitzung

4. Materialien
- Stifte, Edding-Stifte, Flip-Chart und Papier für Flip-Chart, Metaplankarten

5. Ablauf

I. Wiederholung der vergangenen Sitzung und Ziele der heutigen Sitzung
⇒ Wiederholen Sie die Inhalte der vergangenen Sitzung:
- *Es wurde in spielerischer Art eine weitere soziale Fähigkeit, nämlich „neue Kontakte herstellen" trainiert.*
- *Es wurden Möglichkeiten der Kontaktaufnahme erarbeitet und in gewöhnlichen Alltagssituationen durchgespielt*

⇒ Erläutern Sie die Ziele der heutigen Sitzung:
- *trainieren, „neue Kontakte herzustellen" oder „sein Recht durchzusetzen"*
- *trainieren, trainieren, trainieren.*

Sitzung 9: Soziale Kompetenz IV

II. Hausaufgabenbesprechung

⇒ Besprechen Sie die Hausaufgabe. Betonen Sie besonders die gelungenen Kontaktaufnahmen. Falls die Tn/Kl über größere Schwierigkeiten berichten, sollten einzelne Situationen detailliert „erspielt werden".

III. Üben in Rollenspielen

Mit den Tn/Kl werden weitere „typische" Situationen zu den Bereichen „Recht durchsetzen" und „Kontakte schaffen" erarbeitet. Die Tn/Kl sollen dann Situationen auswählen, im Rollenspiel darstellen und so verschiedene Verhaltensweisen erproben. Jeder Tn/Kl sollte wenigstens eine kurze Verhaltenssequenz ausprobieren.

⇒ Halten Sie die zu erspielende Situationen in ihren wesentlichen Elementen auf einer Wandzeitung fest.

IV. Ausblick auf die nächste Sitzung

⇒ Besprechen Sie die Inhalte der folgenden Sitzung: Es wird in gemütlicher Runde die Gruppe abgeschlossen. Die Tn/Kl sollen überlegen, welche Aspekte für sie besonders wichtig oder nützlich waren und welche neue Fertigkeiten sie in den Alltag übertragen können. Es wird Informationsmaterial über Epilepsie vorgestellt.

Sitzung 10: Abschlußsitzung

1. Hintergrundinformationen

Die abschließende Sitzung beschäftigt sich mit dem Transfer des Gelernten in den Alltag. Dies stellt erfahrungsgemäß eine besondere Schwierigkeit für die Tn/Kl dar.

Literatur zur Vorbereitung:

Greif, S., Finger, A. & Jerusel, S. (1993). *Praxis des selbstorganisierten Lernens.* Köln: Bund.

2. Ziele

Die Tn/Kl sollen

- sich überlegen, welche Aspekte des Kompetenztrainings sie als besonders wichtig erachten
- persönliche Bilanz ziehen, was ihnen das Programm gebracht hat
- Anregungen nennen, die sie aus dem Training in ihren Alltag mitnehmen werden
- über ihre Pläne für die nähere Zukunft nachdenken.

3. Inhalte

1. Ziele der heutigen Sitzung
2. Rückblick über Training
3. Bekanntmachen mit Informationsmaterial über Epilepsie

4. Materialien

- Materialien über Epilepsie: u.a. Zeitschrift „Einfälle", Informationsblätter der deutschen Epilepsievereinigung, des Landesverbandes der Selbsthilfegruppen für Epilepsie Baden-Württemberg, Bücher über Epilepsie (Literaturliste im Anhang).

Sitzung 10: Abschlußsitzung

5. Ablauf

I. Ziele der heutigen Sitzung

⇒ Erläutern Sie die Inhalte der heutigen Sitzung:
- *Was war mir im Kompetenztraining wichtig?*
- *Welche persönliche Bilanz ziehe ich?*
- *Was hat mir das Programm gebracht?*
- *Welche Anregungen nehme ich in den Alltag mit?*

⇒ Visualisieren Sie die Ziele auf einer Wandzeitung.

II. Rückblick

⇒ Besprechen Sie mit den Tn/Kl den Ablauf des Trainings. Diskutieren Sie dabei besonders, welche Aspekte für den Alltag der Tn/Kl besonders wichtig sind.

⇒ Machen Sie anhand verschiedener Beispiele ggf. deutlich, wie das Gelernte in den Alltag übertragen werden kann.

⇒ Verweisen Sie auf die Regeln, die helfen, Selbsthilfe in den Alltag umzusetzen.

Hierzu sind folgende Fragen nützlich:

Wenn Sie die einzelnen Stunden vergegenwärtigen ...
- was haben Sie als besonders positiv empfunden?
- welche Gruppenstunden haben Sie persönlich in besonderem Maße angesprochen?
- welche Gruppenstunde war für Sie sehr aufschlußreich?
- was hat Ihnen nicht gefallen?
- was hat Ihnen gefehlt?
- welche Anregungen wollen Sie für weitere Gruppen weitergeben?
- welche Aktivitäten werden Sie aufnehmen?
- was können sie in Ihren Alltag übernehmen?

⇒ Schreiben Sie die wichtigsten Fragen auf eine Wandzeitung und sammeln Sie die Antworten.

III. Bekanntmachen mit Informationsmaterialien

⇒ Stellen Sie den Tn/Kl verschiedene Informationen vor:
- *Informationsbücher über Epilepsie (siehe: Literaturverzeichnis)*
- *Berichte Selbstbetroffener (siehe: Literaturverzeichnis)*
- *Informationsblätter des IZE/Stiftung Michael*
- *Zeitschrift „Einfälle".*

⇒ Teilen Sie den Tn/Kl das Informationsblatt 14 „Bücher über und Adressen zu Epilepsie" aus.

Sitzung 10: Abschlußsitzung

⇒ Regen Sie die Tn/Kl an, über ihre Pläne/Ziele für die nähere Zukunft hinsichtlich ihrer Krankheitsbewältigung nachzudenken. Dazu kann gehören:
- *Berichte anderer Betroffener zu lesen*
- *das Netzwerk verschiedener Hilfsmöglichkeiten auszuschöpfen*
- *sich weiter zu informieren*
- *eine Selbsthilfegruppe aufzusuchen*

IV. Variationen

Besteht genügend Zeit und kann noch eine Sitzung angeschlossen werden, kann der Transfer in den Alltag ausführlicher besprochen werden. Lösungsmöglichkeiten für Schwierigkeiten, die sich beim Transfer in den Alltag ergeben können, werden ähnlich dem Vorgehen im Problemlösetraining erarbeitet. Für Gruppenarbeit brauchbare Vorlagen finden sich bei Wagner-Link (1995) und vor allem bei Oswald und Gunzelmann (1994).

Sitzung 10: Abschlußsitzung

Informationsblatt 14: Bücher über Epilepsie

♦ **Ried, S. & Schüler, G.: Epilepsie – Vom Anfall bis zur Zusammenarbeit. Berlin: Blackwell Wissenschaftsverlag**

Die Diagnose Epilepsie schreckt und ängstigt: Der Patient sieht eine Zukunft voller Einschränkungen in Ausbildung, Beruf, Freizeit und Partnerschaft vor sich. Werden künftig Arztbesuche, Medikamente oder gar Krankenhausaufenthalte das Leben bestimmen? Nein, so muß es nicht sein. Es gibt auch bei einer Epilepsie eine Vielzahl von beeinflußbaren Faktoren, an denen Hilfe ansetzen kann, Hilfe, die aber immer die Mithilfe des Kranken braucht. Dieses Buch zeigt, daß die Patienten bei der Beherrschung und Besserung der Krankheit entscheidend mitwirken können. Nur bei wenigen Krankheiten hängen Behandlungserfolge und Zusammenarbeit zwischen Helfern und Hilfesuchenden so eng zusammen wie bei der Epilepsie.

Für beide Gruppen ist dieses Buch geschrieben. Es informiert – für alle verständlich – über den modernen medizinischen Wissensstand auf dem Gebiet der Epilepsien, über ihre Erscheinungsformen, über Diagnose und Therapiemöglichkeiten. Es beantwortet die Kernfrage: Wie und was können die Patienten zur erfolgreichen Behandlung ihrer Epilepsie beitragen? Das betrifft nicht nur die medizinische Behandlung, sondern auch die Bewältigung des Alltags, das Ergreifen und Nutzen von Hilfsangeboten sowie die Weichenstellungen für einen Beruf. Der zweite Teil des Buches weist Wege zu den jeweils zuständigen Stellen, klärt über rechtliche Fragen und finanzielle Ansprüche auf und erläutert die Chancen für eine soziale und berufliche Rehabilitation.

♦ **Schneble, H.J.: Epilepsie: Erscheinungsformen, Ursachen, Behandlung. München: Beck-Verlag**

♦ **Krämer, G.: Epilepsie von A-Z. Medizinische Fachwörter verstehen. Stuttgart: Trias – Thieme Hippokrates Enke**

♦ **Berlit, P.: Epilepsien – Informationen und Ratschläge. München: Piper**

Dieser Ratgeber informiert nicht nur Patienten, sondern auch Angehörige sowie Ärzte, Sozialarbeiter und Psychologen, die Anfallskranke betreuen, über alles Wissenswerte zum Thema Epilepsie. Der Autor spricht hierbei aus jahrelanger Erfahrung mit Patienten in einer großen Anfallsambulanz. Das Buch vermittelt leicht und verständlich medizinische Fakten zu den verschiedenen Formen der Anfallserkrankungen und ergänzt damit das ärztliche Gespräch. Es gibt viele praktische Hinweise und konkrete Ratschläge, und alle wichtigen Fragen zu Verhalten, Lebensweise, medikamentöser Therapie und möglichen Folgen einer Anfallserkrankung werden kompetent beantwortet.

♦ **Altrup, U. & Specht, U.: Informationstafeln Epilepsie. Novartis Pharma Verlag. Zu beziehen über: IZE, Herforder Str. 5-7, 33602 Bielefeld**

Epilepsie gilt als häufigste Krankheit des Gehirns. Dennoch wird sie kaum öffentlich diskutiert, und es bestehen viele Vorurteile und Ängste. Vor diesem Hintergrund sind die "Informationstafeln Epilepsie" für eine öffentliche Veranstaltung über Epilepsie entstanden. Die Tafeln sollen Informationen über die Epilepsien in verständlicher Form vermitteln. Sie sind Ausdruck eines langjährigen Erfahrungsaustausches zwischen dem Epilepsiezentrum Bethel in Bielefeld einerseits und dem Institut für Experimentelle Epilepsieforschung sowie dem Institut für Physiologie der Universität Münster andererseits. Die Tafeln behandeln Erscheinungsformen, Erkennung, Ursachen und Behandlung epileptischer Anfälle. Es werden auch Probleme angesprochen, die für Betroffene daraus entstehen, daß ihnen im Alltag Ablehnung und Vorurteile entgegengebracht werden. Ein weiteres Ziel dieser Tafeln ist es, die Öffentlichkeit über das zu informieren, was in Forschungslabors und Kliniken erarbeitet wird.

♦ **Schmidt, D.: Epilepsien – Fragen und Antworten. München: Zuckschwerdt Verlag**

Unkenntnis und Vorurteile über Epilepsien machen auch heute noch vielen Epilepsiekranken zu schaffen. Epilepsien sind in der Vorstellungswelt vieler noch von Geheimnissen, Scheu, Ängsten und Entsetzen geprägt. Zwischen dem derzeitigen Wissen über die Erkrankung und ihre Behandlung und dem zum Teil noch antiken Denken vieler Menschen klafft oft eine gewaltige Lücke. In der Sprechstunde des Arztes ist nicht immer Zeit, alle Fragen ausführlich zu erörtern. Einige Fragen fallen dem Kranken oder seinen Angehörigen zudem erst zu Hause wieder ein. Schließlich ist es auch nicht einfach für diejenigen, die beruflich mit Epilepsiekranken zu tun haben, sich rasch und allgemeinverständlich über die Fakten zu informieren. Diese Lücke möchte das vorliegende Taschenbuch schließen. 194 gesammelte Fragen von Epilepsiekranken bzw. ihren Angehörigen werden beantwortet. Damit

SITZUNG 10: ABSCHLUßSITZUNG

bietet sich eine praktische Hilfe bei der Bewältigung der vielfältigen Probleme und eine Anleitung zur Selbsthilfe. Die Themen reichen von der Erkrankung und ihren Langzeitfolgen über Art, Nutzen und Risiko verschiedener Behandlungsverfahren bis hin zu psychischen Problemen und sozialen Schwierigkeiten.

♦ **Matthes, A. & Kruse, R.: Der Epilepsiekranke – Ratgeber für den Kranken, seine Familie, für Lehrer, Erzieher und Sozialarbeiter. Stuttgart: Trias – Thieme Hippokrates Enke**

In den letzten Jahren wurde im Kampf gegen die Krankheit Epilepsie viel erreicht, aber immer noch sind zahlreiche Vorurteile in weiten Kreisen der Bevölkerung wirksam. Immer noch gibt es Menschen, die die Epilepsie für eine unheilbare, erbliche Geisteskrankheit halten. Unwissenheit und Aberglaube sind Wurzeln für die Diskriminierung der Kranken.

Dieser Ratgeber gibt zuverlässige Informationen über die Epilepsie, ihre Ursachen und ihre Erscheinungen in allen Altersstufen, er räumt Vorurteile und Mißverständnisse aus und stärkt die begründete Hoffnung auf Besserung oder Heilung. Das Buch gibt dem Kranken, seiner Familie und den Behandelnden praktische Antwort auf die Frage: Wie soll man sich bei Anfällen verhalten? Sind sie gefährlich? Wie wird der weitere Verlauf sein? Welchen Arzt soll man aufsuchen? Welche Behandlungsmöglichkeiten gibt es? Was können Kranke und Angehörige zur Behandlung selbst beitragen? Welche beruflichen und sozialen Probleme entstehen? Welche Hilfen bieten Gesetzgeber, Krankenkassen und Epilepsiezentren?

♦ **Kamprad, B. & Pflästerer, H.-A.: Gewitter im Gehirn – Epilepsie. Zürich: Kreuz Verlag**

Sokrates hatte sie, Cäsar und Lenin, Dostojewski und van Gogh. Jeder hundertste ist von Epilepsie betroffen – ein Prozent der Bevölkerung aller Länder. In Deutschland sind das rund 800 000 Menschen. Ihre Zahl liegt damit höher als die der Zucker- oder Rheumakranken. Und jeder kann Epilepsie bekommen: durch Vergiftung oder Sauerstoffmangel, nach Verkehrsunfällen, einem Schlaganfall oder durch einen Hirntumor. Dank Medikamenten sind mehr als zwei Drittel aller Menschen mit Epilepsie heute anfallsfrei und können ein normales Leben führen. Wo kein Präparat hilft, gibt es Chancen für einen operativen Eingriff. Doch viele verheimlichen ihre Krankheit, weil sie Vorurteile fürchten. Hier setzt dieses Buch an: Die ermutigenden Lebensgeschichten nehmen Betroffenen das Gefühl der Isolation, die Informationen räumen mit Vorurteilen auf.

♦ **Schuster, U.: Michaels Fall – Mein Kind ist epilepsiekrank, Erfahrungs- und Ermutigungsbericht einer Mutter. Tübingen: dgvt-Verlag, 1999**

Krankheit macht einsam, eine so „unheimliche" wie Epilepsie isoliert oft ganze Familien. Zum körperlichen Leiden treten seelische Belastungen, die nicht selten Patienten wie Angehörige verzweifeln lassen. „Michaels Fall" ist der erschütternde, aber auch ermutigende Bericht einer Mutter, die mit ihrem Kind den Schock der Erkrankung, die immer wieder enttäuschten Hoffnungen, den Teufelskreis von Isolierung und Selbstisolierung durchlitten – und überwunden hat.

♦ **Schuster, U.: Lauter Stolpersteine – Über's Leben mit Epilepsie. Tübingen: Attempto Verlag**

Epilepsie: ein Stigma, bis heute. Epilepsie verursacht Angst und Schrecken aus Unkenntnis. Kranke werden abgelehnt, ausgegrenzt, nicht ernstgenommen. „Michaels Fall" wird weitererzählt. Zusätzlich enthält „Lauter Stolpersteine" unterschiedliche Erfahrungsberichte von Menschen mit Epilepsie. Es ist ein Hilfs- und Lehrbuch gegen Vorurteile. Ein Verständigungsbuch für Epilepsiekranke, für ihre Angehörigen, für Mediziner und Psychologen.

♦ **Schachter, S.C.: Über Epilepsie sprechen – Persönliche Berichte vom Leben mit Anfällen. Berlin: Blackwell Wissenschafts Verlag**

Bücher über Epilepsie sind fast ausnahmslos von Medizinern geschrieben; die Betroffenen bleiben gewöhnlich stumm. Jetzt gibt es ein Buch, in dem Patienten über ihre Erfahrungen vor, während und nach den Anfällen berichten. Die so entstandene Sammlung ist Kernstück dieses Buches, das Menschen mit einer Epilepsie zeigt: Ich bin nicht allein, ich muß nicht schweigen, ich brauche mich meiner Anfälle nicht zu schämen. Im Gegenteil: Der offene Umgang mit meiner Krankheit macht mich freier, fördert die Therapie und hilft, Vorurteile in der Öffentlichkeit abzubauen. Das Buch ist aber weit mehr als ein Patienten-Brevier. Es gehört auch in die Hand aller, die Anfallskranke betreuen, behandeln und begleiten. Denn es überwindet die Sprachlosigkeit, die die Betroffenen so einsam und die Mitmenschen so ratlos macht.

♦ **Cooke, S.: Zerzaustes Kätzchen. Die Emanzipation einer Epilepsiekranken. Frankfurt: Fischer-Verlag**

Dieser Bericht einer selbst an Epilepsie-Erkrankten ist leider nicht mehr im Buchhandel zu bekommen. Kann aber in Bibliotheken ausgeliehen werden.

SITZUNG 10: ABSCHLUßSITZUNG

♦ Schachter, S.C.: Begegnungen mit Epilepsie. Berlin: Blackwell Wissenschaftsverlag

♦ Bichler, H.: Der Blitz aus heiterem Himmel – Mein Leben mit Epilepsie. Wiesbaden: Dr. Werner Jopp Verlag

Versteckt, verheimlicht, totgeschwiegen – Epilepsie gilt seit Jahrhunderten als die schreckliche Krankheit. Im Mittelalter wurden Epilepsiekranke als Hexen verbrannt und in Narrentürme gesperrt; auch heute begegnet ihnen die Öffentlichkeit mit Vorurteilen, Unverständnis und Hilflosigkeit. Doch mit Epilepsie ist man weder geisteskrank noch unrettbar behindert. Epilepsie heißt nicht, mit dem Leben abschließen zu müssen: Beruf, Freizeit, Urlaub – mit etwas Entgegenkommen von allen Seiten läßt sich der Alltag bewältigen. Die Autorin sagt Nichtbetroffenen, was Epilepsie ist und wie man mit ihr umgehen sollte. Sie macht Betroffenen Mut, überwindet deren Furcht vor der Einsamkeit, findet Auswege in der Familie, in der Schule, im Beruf, in der Freizeit.

♦ Zeitschrift „Einfälle" zu beziehen über: Redaktion einfälle, Zillestr. 102, 10585 Berlin

Die Zeitschrift „Einfälle" ist die Fachzeitschrift der Epilepsie-Selbsthilfe und erscheint 4x im Jahr. Sie informiert aktuell über Epilepsie, beantwortet Leserfragen, veröffentlicht Meinungen, Erfahrungen von Betroffenen und Stellungnahmen von Fachexperten.

Die wichtigsten Adressen:

Informationszentrum Epilepsie (IZE), Herforder Str. 5-7, 33602 Bielefeld, Tel. 0521/124117

Literatur über Epilepsie, Beantwortung spezieller Anfragen, Verleih von Videos

Stiftung Michael, Münzkamp 5, 22339 Hamburg, Tel. 040/53885

Schriften über Schule, Rehabilitation, Rechtsfragen, Verzeichnisse von Epilepsieambulanzen und -zentren. Finanzielle Unterstützung zur Förderung von Selbsthilfegruppen.

Deutsche Epilepsievereinigung (DE), Zillestr. 102, 10585 Berlin, Tel. 030/3424414

Bundesverband der Epilepsie-Selbsthilfe, Förderung von Hilfe zur Selbsthilfe, Beratung, Gründungshilfe für Selbsthilfegruppen, Informationen rund um Epilepsie, Adressenlisten von Selbsthilfegruppen, Anschriften der regionalen Landesverbände der Selbsthilfegruppen

Redaktion „einfälle" Zillestr. 102, 10585 Berlin

gibt die Zeitschrift „einfälle" und neuerdings auch Bücher über Epilepsie heraus.

Gedanken zum Leben

Das Leben, das Leben – ich frag mich oft, was wird es mir noch geben.

Die Frage bleibt offen, doch ich will stets hoffen, mich auf Gott verlassen und niemand hassen.

Ich will mir stets treu sein, und meinen Partner achten, tolerant sein und niemand verachten.

Ich will nicht lügen, nur weil es bequem ist, sondern bei der Wahrheit bleiben, was oft unbequem ist.

Ich will zufrieden sein mit meinem Geschick, denn nur wer zufrieden, findet die innere Ruhe und versteht das Wort Glück.

So möchte ich werden, ich bin es noch nicht. Der Weg ist nicht leicht, doch er lohnt sich – glaube ich.

Gedicht eines Patienten zum Abschluß einer Gruppe

TEIL III: Anhang „Ich erkläre meine Krankheit!"

1. Warum aufklären?

Trotz guter Kenntnis ihrer Erkrankung tun sich viele Menschen mit Epilepsie schwer, über ihre Erkrankung mit anderen zu sprechen oder sie gar völlig Unkundigen zu erklären. Es ist ihnen häufig peinlich, sie haben Angst vor Diskriminierung und Ausgrenzung. Oft meiden Betroffene offene Aufklärung, weil sie meinen, damit den Vorurteilen und dem verletzenden Verhalten anderer entgehen zu können. Meist gelingt dies jedoch nur, wenn sie sozialen Aktivitäten und Kontakten aus dem Weg gehen.

Und bedenken Sie: Jemanden aufklären ist allemal besser, als es darauf ankommen zu lassen, daß ihn einer Ihrer Anfälle überrascht und er falsch reagiert. Und Vorurteile verschwinden ja auch nicht allein, da tut Aufklärung not. Jede noch so kurze Erläuterung bringt Sie, Ihre Mitbetroffenen, aber auch die in Vorurteilen befangenen Gesunden voran. Es ist erwiesen, daß Aufklärung durch Betroffene die wirksamste Methode zum Abbau von Vorurteilen ist.

Aufklärung kann notwendig werden, weil die Anfälle sehr auffällig und ohne Vorwarnung überall und zu jeder Tageszeit auftreten können. Daher offen über die Erkrankung sprechen: Informierte Mitmenschen sind die besseren Helfer, und außerdem wirkt Offenheit, bevor es zum Anfall gekommen ist, für alle Beteiligten angst- und streßmindernd.

Auch am Arbeitsplatz oder im Bekanntenkreis ist Offenheit angesagt. Nur aufgeklärte Kollegen und Freunde können Ihnen richtige und situationsangepaßte Hilfe leisten. Gerade Personen, die Sie nicht näher kennen, sind oft dankbar für eine kurze Aufklärung über den Sachverhalt – allerdings nur, wenn sie mehr erfahren als den diagnostischen Begriff „Epilepsie", denn das erklärt für den Laien im Grunde nichts.

Deshalb sollten Sie sich für die verschiedenen Situationen Formulierungen zurechtlegen, mit denen sich die Besonderheiten der Erkrankung kurz und für den Beobachter verständlich erläutern lassen. Verwenden Sie dabei nicht mehr als zehn bis fünfzehn Sätze. Sie werden feststellen, daß dies gar nicht so einfach ist, und bedenken Sie, es gibt kein für alle gültiges Rezept, wie man über seine Krankheit mit anderen am besten spricht.

2. Darüber reden

Arbeiten Sie die Kernpunkte heraus, indem Sie sich fragen: „*WEM* erkläre ich *WAS, WANN* und *WO?*"

2.1 Zum ersten „W": WEM erzähle ich von der Epilepsie?

Das ist eine Frage, auf die es keine pauschale Antwort gibt, sondern jeder Betroffene muß für sich selbst entscheiden, wem er seine Krankheit offenbaren möchte. Daher ergaben sich in Diskussionen mit vielen Menschen mit Epilepsie sehr unterschiedliche Antworten.

Zunächst ist dies eine rechtliche Frage: „Wem *muß* ich mitteilen, daß ich Epilepsie habe?"

Werden Sie vom Arbeitgeber, z.B. anläßlich eines Vorstellungsgesprächs oder in einem Personalfragebogen nach Krankheiten gefragt, dann müssen Sie die Epilepsie nur dann angeben, wenn sie die Eignung für die vorgesehene Tätigkeit erheblich beeinträchtigt z.B. durch Fremd-/Selbstgefährdung, mögliche finanzielle Verluste durch Fehlprogrammierung usw.

Auch wenn der Arbeitgeber nicht nach Krankheiten fragt, muß die Epilepsie angegeben werden, wenn vorauszusehen ist, daß die Ausübung der in Aussicht genommenen Tätigkeit wegen der Epilepsie erheblich eingeschränkt oder gar unmöglich ist, d.h. falls die Anfälle die Arbeitsleistung und das Unfallrisiko beeinflussen.

Aber Achtung: Ein Arbeitgeber darf danach fragen, ob Sie „schwerbehindert" sind, also einen Schwerbehindertenausweis besitzen. Sie müssen diese Frage wahrheitsgemäß beantworten!

Insgesamt ist dies eine sehr knifflige Frage. In besonderen Fällen sollten Sie daher rechtlichen Rat einholen und es mit Ihrem behandelnden Arzt eingehend besprechen.

Helfen kann auch die Broschüre: Steinmeyert, H.-D., *Rechtsfragen bei Epilepsie,* zu beziehen über die Stiftung Michael, Münzkamp 5, 22339 Hamburg.

Aufklärungspflicht besteht bei privaten Krankenkassen und Versicherungen (z.B. Lebensversicherung).

Lehrer und Lehrerinnen der Betroffenen sollten über Art, Verlauf und Behandlungsstand der Anfälle aufgeklärt werden. Sonst werden kleinere Anfälle gar nicht beachtet und als Träumereien abgetan.

Schwieriger ist die Frage zu beantworten: „Wem *will* ich meine Epilepsie offenbaren? Soll ich Freunde, Bekannte, Arbeitskollegen oder Verwandte aufklären?"

Wir meinen: Wer häufiger Anfälle hat, sollte die direkten Arbeitskollegen informieren. Auch Aufsichtspersonen von Sport-, VHS- oder ähnlichen Kursen, sollten bei regelmäßiger Teilnahme aufgeklärt werden. Bei Reisen kann es notwendig sein, die Reiseleitung zu informieren.

In allen anderen Fällen gehen die Meinungen bei Betroffenen, Ärzten und Therapeuten weit auseinander. Die Spannbreite reicht von „niemand außer meiner Familie" bis hin zu „jeder, der es wissen will". Die meisten Menschen mit Epilepsie erzählen es Familienmitgliedern, Freunden und engen Arbeitskollegen.

Im Grundsatz gilt: Informieren Sie alle Menschen, mit denen Sie längere Zeit zusammen sind. Allgemeingültige Antworten oder konkrete Ratschläge für die „richtige Dosierung von Aufklärung" gibt es nicht. Wichtig erscheint uns, daß jeder für jede Situation sorgfältig abwägt, ob er andere Menschen aufklären will oder nicht.

2.2 Zum zweiten „W": „WAS erzähle ich über meine Erkrankung?

Für jeden werden unterschiedliche „W's" von Bedeutung sein. Versuchen Sie, sich Ihre persönlichen Standardformulierungen zurechtzulegen. Begeben Sie sich gedanklich in eine solche Situation und stellen Sie sich Ihren Gesprächspartner möglichst lebhaft vor. Formulieren Sie jetzt – am Anfang ruhig laut – fünf bis zehn Sätze, die so kurz und prägnant über Ihre eigene Situation aufklären, daß einerseits das Informationsbedürfnis Ihres Gegenübers gestillt ist, Sie andererseits jedoch nicht Ihre gesamte Krankengeschichte berichten müssen. Das wäre in keinem Fall angebracht. Verwenden Sie eine einfache, bildhafte Sprache.

Sechs Punkte sollte Ihre Erklärung enthalten:

- Woran kann jemand erkennen, daß ich einen Anfall habe?
- Wie äußern sich meine Anfälle?
- Wie soll sich jemand verhalten, wenn ich Anfälle habe?
- Muß man mir in einem Anfall helfen?
- Wie häufig können die Anfälle auftreten?
- Was ist Epilepsie? Woher kommen die Anfälle?

Zu diesen Fragen sollen im folgenden einige Anmerkungen gemacht werden.

Was ist Epilepsie? Was ist ein epileptischer Anfall?

> **Medizinische Fakten**

Es zeigt sich, daß Menschen mit Epilepsie, die gut über ihre Erkrankung informiert sind, die viel über Epilepsie gelesen haben oder einer Selbsthilfegruppe angehören, sich eher trauen, in der „Öffentlichkeit" über ihre Erkrankung zu sprechen. Das Engagement in einer Selbsthilfegruppe oder die Beschäftigung mit Büchern über Epilepsie und damit das Wissen darüber fördert die Bereitschaft, in sozialen Kontakten über die eigene Erkrankung zu sprechen.

Also je mehr Sie über die Erkrankung wissen, umso besser. Es gibt eine Reihe sehr guter Aufklärungsbücher, die einfach zu lesen sind. Diese sind im Anhang aufgeführt. Bevor Sie versuchen, Ihre Erkrankung zu erklären, könnten Sie dort die entsprechenden Kapitel nachlesen. Sollten dann noch Unklarheiten bestehen, sprechen Sie mit Ihrem Arzt oder fragen Sie in einer Selbsthilfegruppe um Rat.

Die folgenden Erläuterungen enthalten nur die wichtigsten Punkte im Überblick. Sie sind keineswegs ausreichend!

Das Wort Epilepsie stammt aus dem Griechischen (epilambanein) und bedeutet soviel wie „überwältigen"/„heftig ergreifen". Zur Zeit der Griechen und Römer wurde die Erkrankung als eine heilige Krankheit (morbus sacer) bezeichnet.

Was ist Epilepsie nun wirklich? Als Epilepsie wird ein Krankheitsbild bezeichnet, bei dem es spontan wiederholt zum Auftreten von epileptischen Anfällen kommt. Der einzelne epileptische Anfall ist Symptom einer aktuellen Hirnfunktionsstörung und berechtigt damit noch nicht zur Diagnose einer Epilepsie!

Unter einem epileptischen Anfall werden unwillkürliche Funktionsstörungen verstanden, die durch abnorme Spontanbelastungen größerer Hirnzellverbände zustande kommen. Dies unterscheidet epileptische Phänomene wesentlich von anfallsartigen Zuständen, die aus einer herabgesetzten Hirnfunktion resultieren (z.B. Ohnmachtszustände bei Herzerkrankungen).

Der vorübergehenden Funktionsstörung des Gehirns beim epileptischen Anfall liegt entweder eine Steigerung der Erregung von Nervenzellverbänden und/oder eine Herabsetzung von Bremsfunktionen bestimmter Überträgerstoffe im Gehirn zugrunde.

In der oder den betroffenen Hirnregionen kommt es zu vorübergehenden Änderungen physiologischer und biochemischer Vorgänge. Die wichtigste Rolle spielen dabei Änderungen im Gleichgewicht zwischen dem Erregungs- und Bremsvorgang an den Nervenzellschaltstellen, sowie die Verselbständigung einzelner, vermehrt aktiver sogenannter Schrittmacherzellen, die über eine Gleichschaltung größere Nervenzellverbände sozusagen „anstecken", so daß sich die epileptische Erregung ausbreitet.

Je nachdem, ob epileptische Anfälle von einer umschriebenen Stelle des Gehirns ausgelöst werden oder aber durch eine gesteigerte Erregung beider Hirnhälften zustande kommen, wird von fokalen (örtlich begrenzten) oder generalisierten (das ganze Gehirn betreffenden) Epilepsien gesprochen. Fokale Epilepsien können noch danach unterschieden werden, ob sie bewußt erlebt werden (einfach fokale Anfälle) oder mit Bewußtlosigkeit einhergehen (komplex fokale Anfälle).

> **Wie kann ich „epileptische Anfälle" beschreiben?**

Beschreiben Sie Anfälle im Sinne eines „Kurzschlusses in elektrischen Leitungen des Gehirns", einer „Störung der Steuerzentrale" im Netzwerk des zentralen Nervensystems oder von „Fehlern in der Koordination von Nervenaktivität". Beschreiben Sie die Wirkung der Störung damit, daß es „zu einer zeitlich begrenzten, unkontrollierten Reaktion einzelner Nervenzellgruppen" kommt, „so wie Husten Symptom für eine Funktionsstörung der Atmung ist".

Vermeiden Sie Begriffe wie „Nervenleiden" oder „Störungen im Hirn". Das wird vom Unkundigen oft als Zeichen von „Hirnschwäche" fehlinterpretiert. Betonen Sie statt dessen das Prinzip: „kleine Ursache – große Wirkung" (z.B. „schon leichte Veränderungen in der Nervenaktivität können erhebliche Anfälle auslösen"). Bildhafte Ausdrücke wie zum Beispiel der Verweis auf eine „Kommandozentrale" oder „zentrale Computeranlage", welche „im Netzwerk des zentralen Nervensystems fehlerhaft arbeitet", beziehungsweise „nicht hundertprozentig abgeschirmt" arbeiten kann, werden in der Regel gut verstanden. Ein guter Vergleich läßt sich auch mit elektrischen Leitungen ziehen. Nervenzellen sind wie elektrische Kabel mit einem Schutzmantel umgeben. Dieser Schutzmantel ist bei Epilepsie an manchen Stellen durchlässig. Und wie es bei elektrischen Kabeln zu einem Kurzschluß kommt, wenn die blanken Drähte aneinandergeraten, so kommt es im Gehirn zu einem epileptischen Anfall.

Viele Menschen mit Epilepsie, die Absencen haben, vergleichen Ihre Anfälle auch mit Herzrhythmusstörungen. „Manchmal kommt es zu kleinen Aussetzern, wie wenn das Herz stolpert."

Es ist auch wichtig zu betonen, daß der Funktionsausfall nur einige wenige Minuten dauert und Sie danach normalerweise wieder völlig adäquat reagieren oder auch so müde sind, daß Sie einige Stunden Schlaf zur Regeneration benötigen, oder aber auch lockerer und gelöster sein können. Zusätzlich können Sie darauf hinweisen, daß Sie über Ihre Anfälle keine Kontrolle besitzen und in der Regel während der Anfälle nicht bei Bewußtsein sind.

Zusammenfassend kann man die Epilepsie einfach so umschreiben und bildhaft erklären: Kurzschluß im Gehirn, Überreizung des Gehirns, Computer im Kopf zeitweise defekt, kurze Fehlfunktion des Gehirns, Gewitter im Kopf oder kurzfristige Störungen des Bewußtseins. Diese können einhergehen mit fehlender körperlicher Kontrolle und fehlender Reaktionsfähigkeit. Epilepsie hat überhaupt nichts zu tun mit Schwachsinn, Geisteskrankheit oder Idiotie.

Diese Beschreibungen sind keineswegs vollständig. Jeder Betroffene sollte versuchen, seine „persönliche Erkrankung" zu beschreiben.

Wie äußern sich meine Anfälle? Woran kann jemand erkennen, daß ich einen Anfall habe?

Zusätzlich sollten Sie noch kurz den Ablauf Ihres persönlichen Anfalls/Ihrer Anfälle beschreiben. Wichtig für andere Menschen ist vor allem die Frage: Woran kann ich erkennen, daß Du einen Anfall hast?

Versuchen Sie selbst in kurzen Sätzen Ihre Anfälle zu beschreiben. Sollten Sie nicht wissen, wie Ihre Anfälle aussehen, fragen Sie Ihre Angehörigen oder Ihren Arzt. Lassen Sie sich Ihre Anfälle genau beschreiben. Eine solche Anfallsbeschreibung sollte enthalten:

- Woran bemerken andere, daß ein Anfall kommt?
- Was fällt zuerst auf?
- Welche Anfallssymptome (z.B. Bewußtseinsverlust, Kopfdrehung, starrer Blick, Zuckungen, Kau-, Schluck- oder Schmatzbewegungen mit dem Mund, wischen, reiben, nesteln mit den Händen, motorische Unruhe, umherlaufen, steifwerden des Körpers) treten auf?
- Wie lange dauert der Anfall?
- Sind Sie nach dem Anfall sofort wieder ansprechbar?
- Wie lange dauert es, bis Sie wieder voll orientiert sind?
- Laufen die Anfälle in den Augen der Beobachtenden immer gleich ab?

Einen Protokollbogen zur Anfallsbeschreibung erhalten Sie vom Informationszentrum für Epilepsie (IZE).

Wie kann man mir helfen?

Maßnahmen bei kleinen Anfällen:

- Sorgfältiges Beobachten und Registrieren des Anfallgeschehens und der begleitenden Faktoren.
- Kein Festhalten oder gutes Zureden: Ein Unterbrechen ist dadurch kaum möglich. Es kann jedoch unbewußte Verhaltensweisen provozieren.
- Vor möglichen Verletzungen schützen (evtl. Gefahrenquellen beseitigen).
- Wenn die Anfälle ungewöhnlich lange dauern bzw. viele Anfälle innerhalb weniger Minuten aufeinanderfolgen, sollte ein Arzt gerufen werden.

Maßnahmen bei großen Anfällen:
- Bei den ersten Anzeichen eines Anfalles (Aura, starrer Blick, Versteifung) den Patienten auf ein Bett oder den Boden legen, um evtl. Sturzverletzungen zu vermeiden.
- Alle Gegenstände, die eine Verletzungsgefahr darstellen könnten, außer Reichweite bringen.
- Beengende Kleidungsstücke, vor allem am Hals, lockern.
- Den Patienten möglichst, vor allem nach dem Anfall, in die stabile Seitenlage bringen, da der Speichelfluß meist stark ist.
- Eine weiche Unterlage unter den Kopf geben, um der Verletzungsgefahr vorzubeugen.
- Den Patienten nicht verlassen.
- Den Anfallsablauf genau beobachten, Zeitpunkt und Dauer registrieren.
- Nach dem Anfall den Patienten ansprechen und seine Reaktion und Orientierung überprüfen.
- Die Möglichkeit zu einem Nachschlaf verschaffen (in der Regel 1-2 Stunden).
- Bei einer Anfallsdauer von länger als 5 Minuten oder wenn Anfälle kurz hintereinander auftreten, muß der Arzt verständigt oder eine Einweisung ins Krankenhaus veranlaßt werden.

Unbedingt zu vermeidende Maßnahmen:
- Festhalten der Glieder oder der verkrampften Hände.
- Öffnen des Kiefers oder gewaltsames Einschieben von Gegenständen zwischen die Zähne, um Wangen- oder Zungenbiß zu verhindern. Diese sehr heftigen Verkrampfungen der Kaumuskulatur ereignen sich schon in der ersten, tonischen Phase des Anfalls, in der ein Eingreifen meist noch nicht möglich ist.
- Unterbrechungsversuche wie Schütteln, Klopfen, Riechmittel, Anschreien, Wiederbelebungsversuche
- Weckversuche in der Nachschlafphase

Allgemein wünschen sich Patienten noch:
- daß die Mitmenschen Ruhe bewahren
- daß sie Verständnis zeigen, auch für die Zeit der Erholung
- daß kein Arzt gerufen wird, wenn nicht notwendig
- keine Neugier, keine Schaulustigen
- kein Mitleid, aber echtes Interesse

2.3 Zum dritten „W": WANN spreche ich über meine Erkrankung?

Häufig stellt sich auch die Frage, wann man über seine Erkrankung sprechen muß. Versicherungen und private Krankenkassen muß man beim Abschluß eines Vertrages sofort informieren, sonst besteht möglicherweise kein Versicherungsschutz. Der Arbeitgeber muß informiert werden, wenn die Diagnose feststeht und die Anfälle die Ausübung der Tätigkeit unmöglich machen (z.B. Arbeiten an gefährlichen Maschinen, Arbeiten auf Gerüsten o.ä.). Bei Bewerbungen wird von den Betroffenen geraten nicht schon im Bewerbungsschreiben die Epilepsie zu erwähnen, sondern erst im Bewerbungsgespräch. Ansonsten können Sie frei entscheiden, wann Sie Freunde, Bekannte oder Kollegen über Ihre Epilepsie aufklären wollen.

Bei schwierigen Gesprächen ist es allerdings gut, wenn man deren Zeitpunkt selbst bestimmen kann. Dann kann man sich besser vorbereiten und sich die passenden Worte zurechtlegen. Man kann auch eher selbst bestimmen, wie lange das Gespräch dauert und steht nicht unter starkem Zeitdruck. Versuchen Sie das Aufklärungsgespräch dann zu führen, wenn Sie genug Zeit zur Verfügung haben, denn auf die Schnelle wird sich kein gutes Gespräch ergeben. Lassen Sie sich genügend Zeit. Bringen Sie sich nicht unter Zeitdruck. Dann kann man auch Störungen vermeiden. Denn Telefonklingeln, Störungen durch andere Personen oder Hektik sind ein großer Störfaktor bei Aufklärungsgesprächen.

2.4 Zum vierten W: „WO" treffen Sie Ihren Gesprächspartner?

Ist es in der Öffentlichkeit, zum Beispiel am Arbeitsplatz, daß Sie bemerken, daß Kollegen über Sie tuscheln oder verletzende Bemerkungen machen; ist es im Freundeskreis, beim Sport oder an einer Supermarktkasse? Eine gänzlich andere Situation liegt natürlich bei einem Fest vor, einem offiziellen Anlaß, im familiären Umfeld oder bei einer Reise.

Am besten ist es, wenn Sie selbst den Ort bestimmen können, an dem Sie jemanden aufklären. Der Mittagstisch in der Kantine ist da sicherlich weniger geeignet als die Kaffeepause mit dem einzelnen Kollegen. Ebenso ist es sehr viel schwieriger, sich vor die Sportkameraden hinzustellen und über die Erkrankung zu sprechen als beim gemütlichen Hocken nach dem Sport mit einzelnen ins Gespräch zu kommen.

Wichtig ist, daß Sie sich selbst an dem Ort, an dem Sie das Gespräch führen, einigermaßen wohl und sicher fühlen.

TEIL IV: Literaturverzeichnis

Zitierte Literatur

Dahl, J. (1992a). *Epilepsy. A Behavior Medicine Approach to Assessment and Treatment in Children.* Göttingen: Hogrefe & Huber Publishers.

Dahl, J. (1992b). Ein verhaltensmedizinischer Ansatz zur Diagnostik und Behandlung von Epilepsien. In D. Scheffner (Hrsg.), *Epilepsie 1991* (S. 303-316). Reinbek: Einhorn-Press.

Diehl, L.W. (1992). Epidemiologie psychischer Störungen. In A.A. Möller & W. Fröscher (Hrsg.), *Psychische Störungen bei Epilepsie* (S. 6-10). Stuttgart: Georg Thieme.

Düchting-Röth, A., Reker, M. & Wolf, P. (1992). Unterbrechung auraeingeleiteter epileptischer Anfälle (unter Verwendung einer biofeedbackgestützten Kontrolltechnik). In D. Scheffner (Hrsg.), *Epilepsie 1991* (S. 317-321). Reinbek: Einhorn-Press.

Faltermann, T. (1987). *Lebensereignisse und Alltag.* München: Profil.

Fiedler, P. (1995). Psychoedukative Verhaltenstherapie in Gruppen – eine systematische, stichwortorientierte Übersicht über zugängliche Konzepte und Therapiemanuale. *Verhaltensmodifikation und Verhaltensmedizin, 16,* 35-54.

Fiedler, P. (1996). *Verhaltenstherapie in und mit Gruppen.* Weinheim: PsychologieVerlags-Union.

Frank, J.D. (1985). *Die Heiler.* München: dtv/Klett-Cotta.

Franke, A. (1991a). Chronisches Krankheitsverhalten: Symptomatologie, Funktionalität und Möglichkeiten seiner Veränderung. *Psychomed, 3,* 173-178.

Franke, A. (1991b). *Gruppentraining gegen psychosomatische Störungen.* Weinheim: Psychologie Verlags Union.

Greif, S., Finger, A. & Jerusel, S. (1993). *Praxis des selbstorganisierten Lernens.* Köln: Bund-Verlag.

Giordani, B.J. (1996). Intellectual and Cognitive Disturbances in Epileptic Patients. In J.C. Sackellares & S. Berent (Eds.), *Psychological Disturbances in Epilepsy* (pp. 45-97). Boston: Butterworth-Heinemann.

Heinen. G. (1998). Plädoyer für ein erweitertes Epilepsieverständnis: Epileptische Anfälle, die Bedingungen ihres Auftretens, und Möglichkeiten sie selbst zu kontrollieren. In A. Stark (Hrsg.), *Leben mit chronischer Erkrankung des Zentralnervensystems. Krankheitsbewältigung – Rehabilitation – Therapie* (S. 247-259). Tübingen: dgvt-Verlag.

Herrle, J. & Kühner, C. (1994). *Depression bewältigen.* Weinheim: Psychologie Verlags Union.

Hermann, B.P. (1992). The Relevance of Social Factors to Adjustment in Epilepsy. In O. Devinsky & W.H. Theodore (Eds.), *Epilepsy and Behavior* (pp. 23-36). New York: Wiley-Liss.

Kanfer, F.H., Reinecker, H. & Schmelzer, D. (1996). *Selbstmanagement-Therapie.* Berlin: Springer.

Lutz, R. (1996). *Balance.* Hamburg: Techniker Krankenkasse.

Matthesius, R.C., Jochheim, K.A., Barolin, S. & Heinz, C. (Hrsg.). (1995). *Internationale Klassifikation der Schädigungen, Fähigkeitsstörungen und Beeinträchtigungen.* Berlin: Ullstein Mosby.

Merkle, R. (1991). *Laß Dir nicht alles gefallen.* Mannheim: PAL.

Oswald, W.D., Gunzelmann, T. (1994). Das SIMA-Projekt: Kompetenztraining. Göttingen: Hogrefe.

Pfingsten, U. & Hinsch, R. (1991). *Gruppentraining sozialer Kompetenz.* Weinheim: PsychologieVerlagsUnion.

Pieper-Räther, M. (1993). *Therapieprogramm zur Behandlung von Patienten mit psychosomatischen Störungen.* Tübingen: dgvt-Verlag.

Reker, M. (1997). *Zwischen Autonomie und Abhängigkeit: Selbst- und Fremdbestimmung bei Epilepsie.* Berlin: Verlag einfälle.

Ried, S., Göcke, K., Specht, U. Thorbecke, R. & R. Wohlfahrt (1998). *Modulares Schulungsprogramm Epilepsie (MOSES).* Berlin: Blackwell.

Schmid-Schönbein, C. (1998). „Gegenmittel" gegen epileptische Anfälle – Rückgewinnung von Kontrolle und Selbstvertrauen. In A. Stark (Hrsg.), *Leben mit chronischer Erkrankung des Zentralnervensystems. Krankheitsbewältigung – Rehabilitation – Therapie* (S. 261-273). Tübingen: dgvt-Verlag.

Specht, U. & Thorbecke, R. (im Druck). Epilepsien. In P. Frommel & H. Grötzbach (Hrsg.), *Einführung in die Neurorehabilitation.* Berlin: Blackwell.

Strehl, U. (1998). *Epilepsie und Verhalten.* Lengerich: Papst-Science Publishers.

Thompson, P. & Oxley, J. (1993). Social Aspects of Epilepsy. In J. Laidlaw, A. Richens & D. Chodwick. *A Textbook of Epilepsy* (pp. 661-704). Edinburgh: Churchill Livingstone.

Thorbecke, R. (1994). Lebensqualität bei Menschen mit schwerer Epilepsie. *Epilepsie-Blätter, 7,* 3-12.

Wagner-Link, A. (1989). *Aktive Entspannung & Streßbewältigung.* Ehningen: Expert-Verlag.

Wagner-Link, A. (1992). *Der Streß: Stressoren erkennen, Belastungen vermeiden, Streß bewältigen.* Hamburg: Techniker-Krankenkasse.

Wagner-Link, A. (1995). *Verhaltenstraining zur Streßbewältigung.* München: Pfeiffer.

Wohlfarth, R. (1997). Ein psychoedukatives Programm als „Hilfe zur Selbsthilfe". *med-report, 11,* 6.

Wohlfarth, R. (1998a). Der differenzierte Behinderungsbegriff der WHO als Rahmenkonzept für psychosoziale und verhaltenstherapeutische Interventionen bei chronischen Erkrankungen des ZNS. In A. Stark (Hrsg.), *Leben mit chronischer Erkrankung des Zentralnervensystems. Krankheitsbewältigung – Rehabilitation – Therapie* (S.23-32). Tübingen: dgvt-Verlag.

Wohlfarth, R. (1998b). Ein psychoedukatives Trainingsprogramm zur Verbesserung der psychosozialen Selbsthilfe anfallskranker Menschen. In A. Stark (Hrsg.), *Leben mit chronischer Erkrankung des Zentralnervensystems. Krankheitsbewältigung – Rehabilitation – Therapie* (S. 275-290). Tübingen: dgvt-Verlag.

Wohlfarth, R., Göcke, K., Ried, S., Specht, U. & Thorbecke, R. (1998). MOSES – Das modulare Schulungsprogramm Epilepsie. In A. Stark (Hrsg.), *Leben mit chronischer Erkrankung des Zentralnervensystems. Krankheitsbewältigung – Rehabilitation – Therapie* (S. 291-298). Tübingen: dgvt-Verlag.

Weiterführende Literatur zu Epilepsien

In der folgenden Liste sind über die zitierte Literatur hinaus, Bücher über Epilepsie für Tn/Kl und Tr/Th aufgeführt.

Psychotherapie

Gehlert, S. (1993). *The Impact of Cognitive Restructuring on Pessimistic Attributional Style in Adults with Epilepsy. Training Manual.* Chicago: School of Social Service Administration.

Goldstein, L. (1997). Effectiveness of Psychological Interventions for People with Poorly Controlled Epilepsy. *Journal of Neurology, Neurosurgery, and Psychiatry, 63,* 137-142.

Houtstra, T. & Smith, M. (1995). An Evaluation of the Taking Control of Your Epilepsy Treatment Approach. *Journal of Cognitive Rehabilitiation, 13,* 14-22.

Johanson, M., Nyman, Wedlund, J-E. et al. (1996). Evaluation of a Rehabilitation Program for Patients with Epilepsy. *Epilepsia 37,* (Suppl. 4), 68.

Mathers, C.B.B. (1992). Group Therapy in the Management of Epilepsy. *British Journal of Medical Psychology, 65,* 279-287.

Max, G. (1980). Psychotherapy with Epileptic Patients. In R. Canger, F. Angeleri & J.K. Penry (Eds.), *Advances in Epileptology: XIth Epilepsy International Symposium* (pp. 179-183). New York: Raven Press.

Queisser, H.R., Armstrong, H.E., Smith, W.R. & Davis, G.R. (1980). Psychoeducational Skills Training for Individuals with Epilepsy. In D. Upper & S.M. Ross (Eds.), *Behavioral Group Therapy* (pp. 219-234). Champaign, Ill.: Research Press Company.

Reiter, J.M. et al. (1987). *Taking Control of Your Epilepsy: A Workbook for Patients and Professionals.* California: The Basics Publishing Company.

Tan, S.-Y. & Bruni, J. (1986). Cognitive-behavior Therapy with Adult Patients with Epilepsy: a Controlled Outcome Study. *Epilepsia, 27,* 225-233.

Thompson, P.J. & Baxendale, S.A. (1996). Non-pharmacological Treatment of Epilepsy. In S. Shorvon, F. Dreifuss, D. Fish & D. Thomas (Eds.), *The Treatment of Epilepsy* (pp. 345-356) Oxford: Blackwell.

Basiswissen Epilepsie

Stefan, H. (1995). *Epilepsien. Diagnose und Behandlung.* London: Chapman and Hall.

Matthes, A. & Schneble, H. (1992). *Epilepsien.* Stuttgart: Thieme.

Sackellares, J.C. & Berent, S. (1996). *Psychological Disturbances in Epilepsy.* Boston: Butterworth-Heinemann.

Informationen über Epilepsie für Laien

Altrup, U. & Specht, U. (1997). *Informationstafeln Epilepsie.* Nürnberg: Novartis.

Berlit, P. (1994). *Epilepsien, Informationen und Ratschläge.* München: Piper.

Krämer, G. (1996). *Epilepsie von A-Z. Medizinische Fachwörter verstehen.* Stuttgart: Trias – Thieme Hippokrates Enke.

Krämer, G. (1998). *Epilepsie. Antworten auf die häufigsten Fragen. Hilfreiche Informationen für Betroffene und Angehörige.* Stuttgart: Trias – Thieme Hippokrates Enke.

Ried, S. & Schüler, G. (1996). *Epilepsie: Vom Anfall bis zur Zusammenarbeit.* Berlin: Blackwell.

Schmidt, D. (1997). *Epilepsien – Fragen und Antworten.* München: W. Zuckschwerdt.

Schneble, H.J. (1996). *Epilepsie: Erscheinungsformen, Ursachen, Behandlung.* München: Beck.

Selbsterfahrungsliteratur zu Epilepsie

Bichler, H. (1991). *Der Blitz aus heiterem Himmel. Mein Leben mit Epilepsie.* Wiesbaden: Jopp.

Cooke, S. (1987). *Zerzaustes Kätzchen. Die Emanzipation einer Epilepsiekranken.* Franfurt/M.: Fischer.

Kamprad, B. & Pflästerer, H.A. (1994). *Gewitter im Gehirn. Epilepsie.* Zürich: Kreuz.

Schachter, S.C. (1998a). *Begegnungen mit Epilepsie.* Berlin: Blackwell.

Schachter, S.C. (1998b). *Über Epilepsie sprechen.* Berlin: Blackwell.

Schuster, U. (1996). *Lauter Stolpersteine. Über's Leben mit Epilepsie.* Tübingen: Attempo.

Schuster, U. (1999). *Michaels Fall.* Tübingen: dgvt-Verlag.

Einige Internet-Adressen

http://www.izepilepsie.de

> Homepage des Informationszentrums Epilepsie. Dort wird auch die Homepage der Deutschen Epilepsievereinigung präsentiert. Seiten mit vielen nützlichen Informationen rund um das Thema Epilepsie.

http://www.epilepsiezentrum.de

> Homepage des Epilepsiezentrums Kork

http://home.t-online/home/epicura

> Homepage des Fördervereins der Epilepsiekliniken Kork. Dort wird auch die Homepage des Landesverbandes der Epilepsieselbsthilfegruppen Baden-Würthemberg präsentiert. Vielfältige Informationen rund um das Thema Epilepsie

http://www.mara.de

> Homepage der Epilepsiekliniken des Epilepsiezentrums Bethel

Ursula Schuster

MICHAELS FALL

MEIN KIND IST EPILEPSIEKRANK.
ERFAHRUNGS- UND ERMUTIGUNGSBERICHT EINER MUTTER

Krankheit macht einsam, eine so „unheimliche" wie Epilepsie isoliert oft ganze Familien. Zum körperlichen Leiden treten seelische Belastungen, die nicht selten Patienten wie Angehörige verzweifeln lassen. „Michaels Fall" ist der erschütternde, aber auch ermutigende Bericht einer Mutter, die mit ihrem Kind den Schock der Erkrankung, die immer wieder enttäuschten Hoffnungen, den Teufelskreis von Isolierung und Selbstisolierung durchlitten – und überwunden hat. Ein Buch nicht nur für Betroffene, denn: „Michaels Fall" zeigt, daß durch Öffentlichkeit und Aufklärung für die Kranken ein Weg aus Einsamkeit und Hoffnungslosigkeit und für uns alle zu einer mitmenschlicheren Gesellschaft gebahnt werden kann.

dgvt-Verlag, 1999, 140 Seiten, DM 24,-
ISBN 3-87159-018-5

AUS DEM INHALT:

- Aus heiterem Himmel
- Unsere Probleme wachsen
- Ein neuer Schock
- Schulschwierigkeiten
- Krankheit macht einsam
- Stationäre Hilfe
- Klinik-Weihnacht
- Persönlichkeitsveränderung
- Alte und neue Rezepte
- Neuer Teufelskreis
- Familien-Krisen
- Fehlversuche
- Hirn auf dem Schirm
- Tabletten und Gebete

Bitte fordern Sie unser Gesamtverzeichnis an!
dgvt-Verlag, Hechinger Str. 203, 72072 Tübingen
Tel.: (07071) 79 28 50, Fax: (07071) 79 28 51

DIE MATERIALIEN IM DGVT-VERLAG:

Materialie 2: R. Anneken et al.
KOMMUNIKATIONSTRAINING FÜR PAARE Handanweisung für Therapeuten
1977, 39 Seiten, DM 4,50, ISBN 3-922686-02-8

Materialie 5: Beck, Rush & Kovacs
THERAPEUTENMANUAL FÜR DIE KOGNITIVE VERHALTENSTHERAPIE VON DEPRESSIONEN
1978, 89 Seiten, DM 9.-, ISBN 3-922686-05-2

Materialie 6: Echelmeyer & Zimmer
INTENSIV-ENTSPANNUNGSTRAINING (auf Jacobson-Basis) 30-Min. und 15-Min. Form
1978, 12 Seiten, DM 3.-, ISBN 3-922686-06-0

Materialie 7: Anneken et al.
SUK - SELBSTSICHERHEITS- UND KONTAKTTRAINING IN GRUPPEN Manual für Therapeuten
1978, 56 Seiten, DM 4,50, ISBN 3-922686-07-9

Materialie 8: A.A. Lazarus, erw. durch Zimmer & Echelmeyer
FRAGEBOGEN ZUR LEBENSGESCHICHTE
1978, 21 Seiten, DM 3.-, ISBN 3-922686-08-7

Materialie 9: R. Stuart & F. Stuart
EHE- UND PARTNERSCHAFTSFRAGEBOGEN
1978, 21 Seiten, DM 3.-, ISBN 3-922686-09-5

Materialie 10: Lo Piccolo & Steeger
FRAGEBOGEN ZUR SEXUELLEN INTERAKTION (sexual interaction inventory SII)
1978, 2. überarb. Aufl. 1986, 35 Seiten, DM 4.-, ISBN 3-922686-10-9

Materialie 11: Zimmer et al.
FRAGEBOGEN ZUR KOMMUNIKATION IN DER PARTNERSCHAFT (KIP)
1978, 24 Seiten, DM 3.-, ISBN 3-922686-11-7

Materialie 12: D. Zimmer
KOMMUNIKATION IN DER PARTNERSCHAFT Manual zum Fragebogen
1978, 2. überarb. Aufl. 1986, 29 Seiten, DM 3,50 ISBN 3-922686-79-6

Materialie 14: Emminghaus & Kuhnle
PRAXISANLEITUNG VERHALTENS-MODIFIKATION praxisbegleitendes Fortbildungsprogramm für Erzieher
1979, 67 Seiten, DM 8,50, ISBN 3-922686-14-1

Materialie 15: M. Pieper-Räther
THERAPIEPROGRAMM ZUR BEHANDLUNG VON PATIENTEN MIT PSYCHOSOMATISCHEN STÖRUNGEN
1979, 2. überarb. Aufl. 1993, 64 Seiten & 16 Beiblättern, DM 19.-, ISBN 3-87159-315-X

Materialie 17: G.W. Lauth
TRAININGSMANUAL ZUR VERMITTLUNG KOGNITIVER FÄHIGKEITEN BEI RETARDIERTEN KINDERN
2., vollst. revidierte Aufl. 1988, DM 18.- ISBN 3-8142-0273-2

Materialie 18: Kolb & Hoffmann
PROBLEMANALYSE UND DOKUMENTATION KOGNITIV ORIENTIERTER THERAPIE BEI DEPRESSIONEN
1987, Gesamtbroschüre: Teile 1-3, 138 Seiten DM 14,50, ISBN 3-922686-82-6

Materialie 19: D. Zimmer
FRAGEBOGEN ZUR SEXUALITÄT UND PARTNERSCHAFT
1988, 3. überarb. Aufl. 1994, 44 Seiten, DM 8,50 ISBN 3-922686-96-6

Materialie 21: S. Rotering-Steinberg
HYPERTONIE Prävention und Therapie
1989, 106 Seiten, DM 14.-, ISBN 3-922686-89-3

Materialie 22: G. Sommer & T. Fydrich
SOZIALE UNTERSTÜTZUNG
1989, 94 Seiten, DM 14.-, ISBN 3-922686-94-X

Materialie 23: B. Cramer
VERHALTENSTHERAPEUTISCHES TRAININGSPROGRAMM FÜR FEHLHÖRIGE KINDER
1990, 2 Teile, 98 und 139 Seiten, zusammen DM 48.-, ISBN 3-922686-95-8

Materialie 25: R. Braun
KLASSISCHE VERHALTENSTHERAPIE BEI SCHWER GEISTIG BEHINDERTEN MENSCHEN
1992, 2. überarb. Aufl. 1997, 92 Seiten, DM 18.-, ISBN 3-87159-301-X

Materialie 27: A. Kieserg & W. P. Hornung
PSYCHOEDUKATIVES TRAINING FÜR SCHIZOPRHENE PATIENTEN (PTS)
1994, 2. überarb. & erw. Aufl. 1996, 80 Seiten und 16 Kopiervorlagen, DM 27.-, ISBN 3-87159-300-1

Materialie 28: H. Unland
WIR GEWÖHNEN UNS DAS RAUCHEN AB Endlich wieder frei und selbstbestimmt leben
1995, 40 Seiten und 20 Kopiervorlagen, DM 24.-, ISBN 3-87159-328-1

Materialie 29: A. Dutschmann
AGGRESSIVITÄT BEI KINDERN UND JUGENDLICHEN
1995, 80 Seiten, DM 25.-, ISBN 3-87159-329-X

Materialie 32: Th. Tuschhoff
MIT BAUCH UND KOPF Therapiemanual zur gruppentherapeutischen Behandlung von Adipositas
1996, 84 Seiten, DM 24.-, ISBN 3-87159-332-X

Materialie 33: H. Leymann
HANDANLEITUNG FÜR DEN LIPT-FRAGEBOGEN ÜBER MOBBING
1996, 40 Seiten und 5seitiger Fragebogen, DM 9.-, ISBN 3-87159-333-8 (Der Fragebogen ist auch separat für 1.- DM erhältlich

Materialie 35: A.-R. Laireiter, K. Lettner & U. Baumann
PSYCHODOK Allgemeines Dokumentationssystem für Psychotherapie
1998, Manual, 148 Seiten, 28.- DM, Dokumentationsmappe m. Kurzanleitung, allen Erhebungsbögen & Reserveblöcken, 360 S., 68.- DM, Manual & Dokumappe zus. nur 89.- DM

Materialie 36: M. Borg-Laufs
STRUKTURIERUNGSHILFEN ZUR ERSTELLUNG VON FALLDOKUMENTATIONEN
1998, 40 Seiten, DM 10.-, ISBN 3-87159-336-2

Materialie 37: S. Rotering-Steinberg
SELBSTSICHERHEIT – LEBENSLANGE LERNPROJEKTE
1998, 78 Seiten, DM 22.-, ISBN 3-87159-337-0